Remèdes peu connus en Homéopathie

AUTRES PARUTIONS DE L'AUTEUR

Editions Guy TREDANIEL

§ **Manuel du Nouveau Thérapeute** – 980 pages (1988)
§ **Communions Esséniennes** – 190 pages (1987)
§ **Petit répertoire des Huiles Essentielles** – 95 pages (1993)
§ **Elixirs Minéraux** – 285 pages (1993)
§ **Elixirs de Fleurs** Homéopathiques – 250 pages (1996)
§ **Prenez en Main votre Santé TOME 1** – maladies courantes - 570 pages (2001)
§ **Prenez en Main votre Santé TOME 2** – nouvelles découvertes - 480 pages (2005)
§ **Petit Répertoire des grands Remèdes en Naturopathie** (2006)

Vente en librairie
et par correspondance à SOURCE CLAIRE
Tél. 01 64 58 64 82

Editions OPALIA LTD

§ **Petit répertoire des Alcoolatures-Mères et de la Gemmothérapie** – 135 pages (2004)
§ **Petit répertoire des Sels Schüssler et des Métaux Alchimiques** – 114 pages (2005)

Commandes : contact France
Tél. 04 67 23 95 99
Fax : 04 67 23 95 80

Editions ART COMPOSITE

CD de méditations guidées avec musiques de LOGOS
§ La Boule d'Amour
§ L'Invisible Ami
§ Source Intérieure
§ L'Amour Vainqueur

Vente en librairies ésotériques et par correspondance à SOURCE CLAIRE
Tél. 01 64 58 64 82

Michel Dogna

Anne-Françoise L'Hôte

Remèdes peu connus en Homéopathie

* * *

Guy Trédaniel Éditeur
19, rue Saint-Séverin
75005 Paris

NOTA

Pour une utilisation plus facile de cet ouvrage, nous vous conseillons de placer des onglets ou simplement des trombones, en tête de chaque rubrique.

www.tredaniel-courrier.com
info@guytredaniel.fr

ISBN : 2-84445-716-9

Sommaire

Présentation

Si cet ouvrage a pu être réalisé, c'est grâce à l'immense expérience de 50 années de pratique que ***Pierre Barbier***, médecin homéopathe a consigné dans son excellent ouvrage **« Homéopathie, Petits remèdes oubliés »,** édité initialement chez Maloine en 1994, et maintenant repris par Marco Pietteur, collection Résurgence.

Le Dr Pierre Barbier a travaillé aux côtés de *Léon Vannier*, père des fameuses typologies, et de *Paul Chavanon*, entre autres célèbres noms.

De nombreux homéopathes ont eu la chance de recevoir son pittoresque enseignement - oui, pittoresque, car il faut dire que Pierre Barbier est un incomparable conteur, qui utilise les anecdotes humoristiques à souhait, pour étayer son enseignement – et il n'est pas déraisonnable d'affirmer que les détracteurs de l'homéopathie ne pourraient pas résister longtemps sous la rhétorique de ce praticien aux mille réussites, narrant en toute simplicité des expériences qui souvent, l'étonnent lui-même.

Partant donc de cet exceptionnel livre de chevet à l'usage des homéopathes qui souhaitent prendre un peu d'air frais par rapport aux train-train des polychrestes, nous étions pourtant restés un peu sur notre faim, car comment retenir et avoir en tête les milliers de précieuses données que Pierre Barbier distille, tout au long de ses histoires, dont certaines sont plus drôles les unes que les autres. On a beau effectuer des annotations un peu partout en marge du texte, lorsque l'on a un patient en face de soi, on ne peut pas sérieusement se mettre à piocher au hasard dans la « foire-fouille » des tuyaux anecdotiques, que l'on a vaguement mémorisés. Nous pensons que tous ceux qui possèdent et ont lu l'ouvrage de Pierre Barbier, seront ravis de notre initiative. Quant à ceux qui ne le connaissent pas, il serait dommage d'utiliser ce répertoire sans prendre connaissance de sa source, ne serait-ce que pour le plaisir.

Maintenant, il reste un problème en suspens, dont on parle peu, et qui pourtant est à notre sens assez dramatique, c'est la dégradation de la qualité vibratoire des produits homéopathiques courants. Il est quand même curieux que l'efficacité des produits homéopathiques stockés au fond des armoires depuis plus de 20 ans, soit supérieure à celle des produits sortant tout juste de la pharmacie.

J'ai évoqué dans mes articles journalistiques, ce problème sous le titre de « Sabotage de l'homéopathie », tirant l'explication du fait que cette spécialité a été littéralement confisquée par les lobbies de la chimie. Or, il faut bien réaliser que ces monstres aux pouvoirs financiers quasi illimités, ont plus intérêt à fabriquer des ersatz que des produits de qualité. La sécurité sanitaire est un excellent prétexte pour malmener les procédures de fabrication, s'obstinant à ignorer que le principe homéopathique est essentiellement basé sur des empreintes vibratoires et immatérielles – et je profite de cette opportunité pour dénoncer à nouveau l'inconséquence de la chauffe légale à 131° des souches organiques, pour des raisons fallacieuses de prophylaxie, ceci aboutissant à une homéopathie de « pot-au-feu », dont les résultats éventuels ne peuvent être dus qu'à « Monsieur Placebo ».

Comment faire alors pour obtenir de l'homéopathie non dénaturée et élaborée selon les règles de l'art, et non tributaire de règles sanitaires utopiques ?

Il faut, soit s'adresser à des laboratoires étrangers échappant à la réglementation européenne (exemple : la Suisse), soit fabriquer soi-même de l'homéopathie korsakovienne manuelle – en retenant que la 9ème dilution K couvre pratiquement tous les cas de figures, puisque dans ce procédé avec un seul flacon, on garde la mémoire de toutes les dilutions précédentes.

Nous avons à cet effet, présenté dans l'ouvrage le *modus operandi* de cette fabrication artisanale à la portée de tous. A noter que le problème le plus délicat reste au niveau de l'obtention de bon nombre de souches plus ou moins exotiques ou relevant de procédés complexes.

Pour terminer cette présentation, nous tenons à préciser que cette forme de répertoire se positionne au-delà des maladies, et s'adresse à des manifestations symptomatiques dans le cadre du similum, ceci restant bien dans l'esprit de l'homéopathie. Nous voulons dire par là que nous n'abordons pas ici les notions fondamentales de terrain, démarche basique indispensable à toute prescription homéopathique classique.

Le classement des multiples clés spécifiques de *Pierre Barbier* permet donc aux praticiens une action de finition parfaitement ciblée et souvent déterminante dans l'obtention d'une efficacité immédiate.

Et tant pis pour ceux qui ne croient pas à l'homéopathie !

Pour mieux comprendre l'Homéopathie

Bien que l'homéopathie ait obtenu depuis longtemps les lauriers de médecine que seule la mauvaise foi peut nier, des polémiques stériles continuent à fuser dans les médias entre les « contre » qui s'évertuent à raisonner juste sur des préjugés liés à leur ignorance, et les « pour » qui sont incapables de justifier d'une façon logique pourquoi ça marche. Reste à savoir s'il faut connaître ce qu'il y a sous le capot d'une voiture pour être un bon conducteur.

> De nombreuses questions basiques restent confinées dans l'obscurité de postulats liés au bibles homéopathiques *d'Hahnemann, de Kent, de Voisin ou de Kollistch*, telles que : pourquoi 3 granules ? Pourquoi 10 gouttes ? Pourquoi 4, 9 ou 15 CH et pas 17 ou 23 CH ? Pourquoi pas du Korsakov ?

Il est un peu dommage que la formation homéopathique se limite à la matière médicale et aux similum qui sont évidemment la partie maîtresse et laborieuse de cette discipline, mais qui ne permettent pas au praticien de comprendre ce qu'il fait. Il faut admettre que, dans bien des cas, l'homéopathie ne marche pas là où elle devrait fonctionner. Trois causes sont possibles :

- l'insuffisance de formation, donc de compétences de l'homéopathie (qui est une médecine complexe demandant en plus beaucoup de « feeling » et de maturation) ;

- la qualité médiocre de l'homéopathie courante actuellement vendue en pharmacie (les normes de fabrication détruisent partiellement ou complètement le signal homéopathique);
- l'intoxication extrême de certains patients présentant ainsi des barrières énergétiques qu'il convient préalablement de faire tomber.

QU'EST EXACTEMENT LE PHENOMENE HOMEOPATHIQUE ?

J'ai personnellement fabriqué à la main de l'homéopathie pendant des années et je pense pouvoir me permettre d'en parler parce que j'ai vécu dans mes cellules ce processus magnifique qu'une machine ne pourra jamais reproduire intégralement.

D'abord, pour qu'il y ait homéopathie, il faut qu'il y ait DILUTION + SUCCUSSION.

Or, ni la dilution, ni la succussion ne sont généralement bien comprises au niveau de leur manifestation.

Le principe de l'homéopatisation est d'extraire, de la partie matérielle chimique d'une base (teinture-mère), son empreinte énergétique (disons son odeur). Donc, soyons clairs, la finalité d'une fabrication homéopathique est un signal vibratoire dont la signature est propre à chaque produit. Se référant aux travaux de Benveniste (*La Mémoire de l'Eau*), ce signal ne se dégage dans toute sa plénitude que lorsque la matière de base a disparu. Cette limite est atteinte à la dilution de 10^{-23} correspondant à la définition de la molécule-gramme selon Avogadro. En conversion Hahnemann, cela correspond à 23 DH ou 11 à 12 CH.

Vouloir raisonner en termes de chimie sur l'homéopathie est utopique puisqu'il s'agit d'une médecine fonctionnant uniquement sur un principe de rayonnement, à la manière de la radio.

QU'EST-CE QUE LA DYNAMISATION ?

Tout signal vibratoire (couleur, son, odeur, onde, radio, radar, ... homéopathie) se manifeste par une sinusoïde caractérisée par une amplitude et une fréquence (ou longueur d'onde).

Pour augmenter la puissance d'un signal, il faut jouer sur son amplitude. **La succussion est la méthode d'amplification.**

Ce sont les frottements des molécules les unes contre les autres qui activent les mémoires et amplifient le signal de base.

Il est en outre impressionnant de concevoir l'énorme processus d'amplification mémorielle d'un torrent qui descend de la montagne.

On ne peut rien comprendre à l'homéopathie si l'on n'admet pas que chaque dilution fait monter la fréquence de la signature vibratoire d'une octave en quelque sorte.

MAIS POURQUOI MONTER EN OCTAVES ET JUSQU'OÙ ?

C'est le problème de l'accord entre un émetteur et un récepteur radio. Habituellement, on accorde le circuit oscillant d'antenne du récepteur avec une onde d'émission. En homéopathie, le processus est inverse : on amène l'onde porteuse du signal émetteur à la fréquence de circuits oscillants biologiques spécifiques.

Il faut savoir que l'homéopathie, qui est de l'énergie vibratoire, ne peut pas agir directement sur la matière du corps physique. Aussi, elle s'adresse en tant qu'énergie à des modules énergétiques dotés de spécificités et que d'aucuns appellent « corps subtils » ou « corps de lumière » ou encore « corps plasmiques ». Ces corps emboîtés les uns dans les autres sont parfaitement illustrés par le symbole des poupées russes qui n'ont pas été inventées par un ancêtre de Dali. Encore faut-il admettre que les corps plasmiques existent ; sinon, on est condamné à raisonner dans la semoule. Les vestiges et documents de la chimie antique, des Ayurvédas indiens, de l'Égypte pharaonique, de la Mésopotamie, des Mayas et probablement d'autres civilisations, témoignent de leur parfaite connaissance sur ces réalités énergétiques que l'on retrouve en détail dans de nombreux ouvrages spécialisés.

CORPS D'ENERGIE

Que les « branchés » des médecines énergétiques me pardonnent pour ce petit rappel basique :

À l'intérieur du corps physique de matière (jetable après usage et recyclable), se trouvent emboîtés par ordre décroissant en taille et croissant en fréquence vibratoire :

- **le corps éthérique**, canevas énergétique du corps physique, marié en quelque sorte à lui, mortel et jetable comme lui ;
- **le corps astral**, module qui digère les émotions, mémorise, stocke et transfère celles qu'il n'est pas parvenu à traiter, soit vers le corps physique (somatisations), soit vers le corps plus haut (mental) pour organiser l'avenir en conséquence ;
- **le corps mental**, sorte d'ordinateur de gestion, dont le fonctionnement purement logique détermine le système de pensée et le psychisme ;
- **le corps causal** dont la configuration est exactement celle du squelette et qui détient la mémoire de tous nos passés généalogiques et évolutifs, et nous met en relation avec les grilles planétaires des champs morphogéniques (Internet psychique) ;
- **le corps atmique** qui nous permet la relation avec la conscience universelle supérieure (seulement si on le veut !) ;
- **l'atome central** de référence holographique de la Source Primordiale.

L'ADAPTATION HOMEOPATHIQUE

Tout l'art homéopathique réside dans la faculté de trouver la dilution adaptée au niveau du désordre, et qu'il n'y a pas d'appareil scientifique pour la définir. La médecine anthroposophique de Rudolf Steiner a défini les créneaux suivants :

- de 1 à 10CH ou de 2 à 20DH, on agit sur les programmes du corps éthérique directement marié au corps physique dans les troubles aigus ;
- de 10 à 20CH ou de 20 à 40DH, on agit sur les désordres du corps émotionnel et les maladies chroniques ;
- de 20 à 30CH ou de 40 à 60DH, on agit dans le psychisme profond, les troubles comportementaux, les programmes erronés du mental et les maladies anciennes.

On peut aussi aller rechercher des pathologies physiques ou psychiques remontant très loin dans l'enfance et même la vie utérine, ou des chocs traumatiques importants, en utilisant de très hautes dilutions, mais cette fois dans la version Korsakovienne (en 10000K, 50000K, voire 100000K)

QUELLE DIFFERENCE ENTRE LE KORSAKOV ET L'HAHNEMANN ?

Dans la procédure Hahnemann, on dilue, à chaque opération, à 1/100 ou à 1/10 dans un nouveau flacon à chaque opération, ce qui veut dire : 15 CH = 15 flacons ; 30 CH = 30 flacons.

Le problème, mis à part la complexité du matériel nécessaire, est que la mémoire des dilutions précédentes ne subsiste pas ?? ce qui fait que, dans certaines préparations, on mélange plusieurs dilutions du même produit.

Dans la méthode Korsakov, on utilise un seul flacon et c'est le mouillage du verre qui sert de levain pour la dilution suivante. En plus du fait que la mémoire de toutes les dilutions précédentes reste engrammée, cette méthode a l'avantage du naturel car c'est celle qu'utilisent tous les organismes vivants dans leur procédure interne de désintoxication. Par exemple, si nous avalons un médicament toxique (ce qui n'est pas rare), une réabsorption intestinale partielle se produit, et en remonte un échantillon par les voies lymphatiques au niveau du cavum et de la gorge. Le cœur donne le rythme de la succussion. Nous ravalons cette première dilution qui va être à nouveau échantillonnée par l'intestin, subir un second cycle et ainsi de suite ; nous fabriquons ainsi notre propre homéopathie Korsakovienne. Un nettoyage en profondeur des tissus cellulaires peut alors s'effectuer par la loi des attractions. En effet, dans le 10e théorème du principe unique du Tao, il est dit :

« Le grand Yin attire le petit Yin.
Le grand Yang attire le petit Yang, et inversement ».

Application pratique : le « micro » indésirable attire le « macro » indésirable et l'emmène.

Maintenant, il faut savoir qu'il y a deux sortes de produits Korsakov : **les produits manuels et les produits machine** allant jusqu'à 100 000 K. De telles dilutions ne sont bien sûr pas envisageables manuellement.

QUELLES PRESENTATIONS CHOISIR ?

Rappelons que l'homéopathie peut être en granules, en globules (doses), en triturations (poudre), en gouttes (flacon) ou en ampoules (biothérapiques).

La mode française a verrouillé son choix sur les granules en prépondérance. Je dois dire que ce choix est très intéressant pour les fabricants et beaucoup moins pour les consommateurs. En effet, si nous y réfléchissons bien, sachant que les granules sont imprégnés par pulvérisations séquentielles, combien de tubes de granules à 2 ou 3 peut-on confectionner à partir d'un flacon de 30 ml de dilution aqueuse vendu aussi 2 ou 3 ?

Mais cela ne s'arrête pas là. Et je vais essayer de démontrer pourquoi la formule granules est le plus mauvais choix thérapeutiquement parlant :

1. La formule dilution peut toujours être secouée avant chaque prise (réactivation du signal). À remarquer que les Allemands délivrent pour la plupart de l'homéopathie en gouttes ou en trituration, autre formule intéressante, nous allons le voir.

2. Si nous comparons le signal homéopathique à une odeur ou un parfum (qui font partie des gammes vibratoires) et que nous imaginons un verre de vin que l'on renverse sur le sol, cela sent immédiatement le bistrot alors que, dans le verre, on ne sentait rien. Ceci est dû au fait que l'odeur dégagée est proportionnelle à la surface d'évaporation. Il en va de même pour l'homéopathie : si nous prenons la référence d'un granule, son diamètre étant d'environ 4 mm, on en déduit que sa surface ? D^2 est de 3,14 x 16, soit environ 50 mm^2. Trois granules présentent donc une

surface de 12,5 mm^2. Dans une dose, il y a environ 240 globules, ce qui porte la surface à 3000 mm^2. Le signal est donc 20 fois plus puissant avec une dose qu'avec 3 granules.

On comprend facilement, dans ce raisonnement, que plus les grains sont petits et plus la surface de contact avec l'extérieur est importante. À titre de comparaison, si l'on mettait à plat toutes les alvéoles d'un poumon, cela recouvrirait un cours de tennis, alors que si ce même poumon était composé de 4 alvéoles, 2 feuilles de papier suffiraient.

Dans le cas d'une trituration (poudre), on peut imaginer l'énorme augmentation de surface d'émanation du signal à volume égal, le summum étant évidemment la formule liquide où l'on descend au diamètre moléculaire.

CONCLUSION

L'on comprend bien maintenant que la formule granules est celle dont le rendement est le plus médiocre. Par ailleurs, le nombre fatidique de 3 granules ne repose sur aucune donnée. Certaines personnes ont besoin de 30 granules pour réagir pendant que pour d'autres, 1 suffirait.

Par exemple, une dose de *Lycopodium* peut envoyer une personne au lit pendant deux jours, parce que 5 granules auraient suffi pour déclencher une réaction émonctorielle raisonnable. Un homéopathe compétant doit être capable d'évaluer ces paramètres pour chaque personne.

Les prises moyennes des dilutions sont de 20 gouttes, 2 à 3 fois par jour. L'équivalent d'une dose est de 100 à 150 gouttes.

Nota : Les présentations Korsakov en haute dilution ne se font pas en liquide pour des raisons évidentes de coût de revient.

Pour faire votre Homéopathie vous-même

Pour mieux vous conforter dans le fait qu'il n'y a pas besoin de s'appeler « grand laboratoire » pour réussir un produit de qualité de cette sorte, je ne résiste pas à l'envie de rappeler une petite histoire de la guerre 14/18 dont j'avais déjà fait état, il y a quelques années dans « Soignez-vous ».

Les terribles conditions dans lesquelles se trouvaient les soldats dans les tranchées faisaient qu'un certain nombre d'entre eux se retrouvaient avec des diarrhées épuisantes voire des dysenteries mortelles. N'ayant aucun médicament sur place, on leur avait appris à se confectionner une **auto-isothérapie homéopathique de leur m....** et voilà ce qu'ils faisaient :

Ils prenaient un récipient quelconque qui ferme bien, et y introduisaient de l'eau propre à laquelle ils ajoutaient l'équivalent d'une demi-cuillère à café de leurs selles. Ils secouaient le flacon une centaine de fois, vidaient le tout, remettaient de l'eau, re-secouaient et cela 7 fois de suite. Ils gardaient la dernière eau et en absorbaient 1 cuillère à café à chaque fois qu'ils en avaient le temps dans la journée. C'était radical et on a baptisé plaisamment ce remède : MERDORRHINUM par analogie au nosode bien connu **Medorrhinum.**

Précisons qu'il s'agissait d'une homéopathie **Korsakov** avec un seul flacon et non de l'homéopathie Hahnemann celle qui est couramment vendue en pharmacie et qui nécessite autant de flacons qu'il y a de dilutions.

LES CRITÈRES DE L'HOMEOPATHIE AUTHENTIQUE

Rappelons ici quelques principes de base de l'homéopathie authentique

1. Parmi les moyens de mémorisation et d'amplification d'un signal vibratoire, il y a le frottement moléculaire (secousses) la rotation (moulins à prière des Tibétains), la génération de Vortex (SCHAUBERGER), sans parler des transferts optiques et électromagnétiques.

2. L'eau est le support matériel idéal en outre utilisé par tous les règnes du vivant qui fabriquent journellement, au sein de leur organisme, de l'homéopathie Korsakov pour éliminer leurs poisons et toxines.

3. La mémoire de l'eau n'est plus un secret pour personne puisque scientifiquement démontrée par les travaux de Benveniste (récemment décédé à l'âge de 68 ans) et de *Masaru Emoto,* dont j'ai présenté les magnifiques ouvrages (photos de microcristaux de glace informés).

4. Le signal homéopathique est en fait un signal radio complexe qui comprend comme tous les signaux vibratoires une fréquence (ou une famille de fréquences et une amplitude).

5. La gamme de fréquences du signal homéopathique est définie par le nombre de dilutions, chaque nouvelle dilution faisant grimper cette gamme de fréquence d'une octave ou harmonique. Plus la dilution est élevée (donc la fréquence) plus le produit s'adresse à un corps subtil profond.

6. L'amplitude du signal est proportionnelle à la surface d'émanation du produit. Ce signal homéopathique se comporte comme une odeur ou un parfum, plus on l'étale plus l'odeur est puissante. La surface des granules est minime par rapport à celle présentée par une cuillère dose de trituration ou 20 à 30 gouttes du produit liquide.

7. Le signal homéopathique contrairement à la chimie allopathique est rayonnant. Il peut donc être absorbé par simple proximité de contact, par exemple, (un flacon pendu par une cordelette de soie au cou). Il existe des sites physiologiques d'absorption privilégiés : sous la langue, en gouttes, ou dans les narines et dans les conduits auditifs en pulvérisation.

8. La formule aqueuse présente l'avantage de pouvoir être re-secouée à tout moment, ceci visant à augmenter le rayonnement du produit (ce qui se vérifie facilement à l'analyse *Kirlian*).

9. La dilution 9K en manuel est censée couvrir pratiquement tous les cas de figure en atteignant toutes les couches des corps subtils.

10. La caractéristique intéressante du procédé Korsakov est que l'on garde la mémoire de toutes les dilutions précédentes puisque l'on ne change pas de flacon. Ce n'est pas le cas par le procédé Hahnemann.

NOTA : Les dilutions Korsakov mécaniques sont très différentes dans leur principe d'élaboration par rapport à la méthode manuelle. Korsakov. Au 19ème siècle, on ne disposait pas de l'électricité. Les dilutions astronomiques de 5.000 – 10.000 – 50.000 – 100.000 K, demanderaient des années de travail pour réaliser cela à la main.

Par ailleurs, la quantité minimum de produit haute dilution récoltée après des jours ou des semaines de fonctionnement continu des machines automatiques, porterait son prix à des valeurs inabordables dans sa forme liquide. L'imprégnation granulaire devient, dans ce cas, une nécessité commerciale visant à rendre les prix plus sympathiques.

LA FABRICATION ARTISANALE

Le Choix de l'eau

Il est évident que l'eau osmosée qui est de l'eau déprogrammée et très pure est ce qu'il y a de mieux. Encore faut-il avoir un osmoseur.

L'eau distillée est ce qu'on utilise classiquement mais qui à l'échelle artisanale présente un coût prohibitif dans la mesure où la plus grosse partie va être jetée. Normalement cette eau s'achète en pharmacie.

Mais on peut aussi faire du bon travail avec une eau de source la moins minéralisée possible.

Choix et préparation des flacons

Les bouteilles de 500 ml sont parfaites. Maintenant, il faut rendre ces flacons vibratoirement vierges. Les laver ne sert pas à grand' chose si ce n'est à réaliser une dilution supplémentaire. Pour effacer la vibration résiduelle, on peut :

- Tremper le flacon dans de l'eau dont la température est supérieure à 70°
- Passer le flacon au four à micro-onde (j'espère que vous n'en avez pas)
- Passer le flacon aux ultrasons (si vous êtes opticien)
- Rincer le flacon avec un peu d'alcool à 90° pur (méthode facile)

Les souches-mères

Les souches-mères peuvent être de nature extrêmement diverses, mais il est nécessaire qu'elles soient conditionnées sous une forme liquide (aqueuse ou alcoolique). Lorsqu'il s'agit de produits solides, il est donc utile de les faire tremper dans de l'eau pure, ou de l'alcool à 70° selon la nature du produit, même s'il ne présente pas de solubilité. Il y a alors enregistrement de l'information, c'est-à-dire la signature vibratoire de la souche. Le temps de trempage peut varier de quelques heures à 3 jours selon qu'il s'agit d'une plante, d'un minéral, d'un produit chimique ou organique. Vous obtenez là ce que l'on nomme **la base**. Nous voilà donc prêt pour entamer la procédure homéopathique Korsakov proprement dite.

QUELQUES DÉTAILS IMPORTANTS

Rappelons que pour faire de la véritable et bonne homéopathie, il faut 3 choses :

DILUTION – SECOUSSES – CONSCIENCE

Remarquez qu'une machine ne peut pas satisfaire à la troisième proposition. Ce volet n'est pas plus surprenant que dans le domaine de la cuisine, qui doit être faite, dit-on « avec amour ». D'ailleurs on trouve dans les écrits de Nostradamus : « Ne consommez point la nourriture d'un cuisinier en colère »

Dernier détail : où se mettre pour effectuer la procédure ? Mon expérience personnelle m'a montré que la meilleure qualité est obtenue et que les flux d'énergie sont mieux ressentis quand on se place dehors dans la nature, une pelouse pouvant suffire, et vous allez voir pourquoi ensuite.

MODE OPERATOIRE

Amener le matériel nécessaire (flacons, eau pure) sur le lieu choisi.

1. Marquez au feutre sur votre bouteille un trait au 1/3 environ de la hauteur.

2. Introduisez une petite quantité de base juste suffisante pour mouiller tout l'intérieur du flacon. Secouez 4 ou 5 fois et jetez l'excédent sur le sol (dans l'herbe) sans égoutter.

3. Remplir jusqu'au trait 1/3 le flacon avec de l'eau pure. **Notez « dilution 1 ».** Le bouchez et secouez alors une centaine de fois. À noter que ceci est théorique. Les sensitifs peuvent sentir à un moment donné une énergie s'établir entre leurs mains. Les secousses doivent être verticales et sans violence, à un rythme juste que vous trouverez en le faisant varier plus vite, moins vite, jusqu'à ce que vous ressentiez un réel plaisir, dans votre corps : **pensez pendant ce temps que vous effectuez un mariage entre les forces du ciel et de la terre dans votre flacon**. Si vous n'arrivez pas à ressentir tout cela, tant pis, vous obtiendrez quand même de l'homéopathie mais elle sera « standard ».

4. Videz le flacon sur le sol et dites : « *je te rends à la terre afin que tu renaisses plus grand*». C'est un principe d'affinage universel utilisé quotidiennement par la nature. Si vous jetez simplement l'eau sans rien dire ou penser, vous obtiendrez quand même de l'homéopathie, mais ... « standard ».

5. Remplir à nouveau au trait votre flacon avec de l'eau pure. **Notez dilution 2** et recommencez l'opération comme dans le paragraphe 3.

6. Videz le flacon et procédez comme dans le paragraphe 4.

7. Remplir au trait et **notez dilution 3**, continuez ainsi de suite jusqu'à dilution 8.
Attention : **à la dilution 9 remplissez le flacon aux 3/4 environ**. Secouez et NE JETEZ PLUS. VOUS AVEZ LE PRODUIT DÉFINITIF.

8. Vous pouvez ou non sacraliser votre produit par la méthode que vous voulez. Certains petits détails sont importants. Voyez les résultats scientifiques de **EMOTO sur l'eau avec des musiques, des mots, des pensées, des prières, ou de simples étiquettes....**

Je rappelle ici cette expérience étonnante, reproductible, réalisée par EMOTO: deux flacons fermés dans lesquels du blé est mis à germer en conditions identiques. Sur le premier est collée une étiquette avec le mot AMOUR, sur le second une étiquette avec le mot GUERRE. Le blé du premier flacon pousse magnifiquement alors que le blé du second flacon pourrit et développe des champignons.

9. Fixez le produit homéopathique avec **10 % d'alcool** ou tout autre moyen de votre choix afin d'éviter l'invasion d'algues ou micro-organismes divers. Néanmoins, si le produit ne doit pas être gardé longtemps, il est possible de le laisser tel quel, en particulier pour des bébés ou des personnes allergiques à l'alcool.

10. Enfin, il est prudent et sage d'envelopper le flacon intégralement dans du **papier aluminium** de cuisine et avec du **papier blanc** par dessus pour le protéger de toutes les pollutions vibratoires ambiantes. On sera aussi attentif à ne pas stocker les flacons obtenus, à proximité de produits chimiques peu nobles (ménagers ou pharmaceutiques)

Voilà, vous savez tout, et vous n'avez plus besoin de personne pour réaliser de la bonne homéopathie.

Il est évident que l'obtention de certaines souches reste problématique et que ces souches d'obtention coûteuse sont jalousement stockées par les laboratoires.

Mais, il reste beaucoup de possibilités très simples, l'approche de la maladie pouvant s'effectuer par de multiples voies proposées par la nature qui nous entoure.

NOTA : si des personnes vous observent en train d'opérer dehors, n'ayez craintes elles croiront que vous êtes en train de laver des bouteilles!

À vous de jouer.

L'INFINITESIMAL FACE AUX REACTIONS ALLERGIQUES

L'immunothérapie à doses infinitésimales est une branche de l'homéopathie qui a fait son chemin. Elle se décompose en deux branches :

- la biothérapie issue d'extraits organiques
- l'homéopathie de substances allergènes.

La particularité de la biothérapie organique réside dans son mode de dilution. En effet :

- **les dilutions 3-4-5 CH** dynamisent la fonction ou organe ciblé.
- **les dilutions 7-9 CH** l'harmonisent.
- **les dilutions 15-20-25-30 CH** inhibent cette fonction ou organe.

La réaction allergique étant une réponse brutale et injustifiée de l'organisme, la voie biothérapique va logiquement toujours vers les dilutions hautes.

Hélas, une nouvelle législation européenne anti-homéopathie, prétextant des mesures sécuritaires préventives (alors qu'une simple dilution de 5CH représente déjà une dispersion de 1 sur 10milliards) oblige maintenant à chauffer les souches à 131°C, ceci annulant toutes les chances d'efficacité des produits élaborés.

Classement par Symptômes

Abcès	**Echinacea**
Abcès : tendance aux	**Bellis perennis**
Abcès gencives (avec liseré brillant)	**Hekla lava**
Abdomen : douleur du bas ventre	**Actea spicata**
Abdomen : douloureux	**Mercurius biiodatus**
Abdomen : grondements, très sensible à la pression	**Gambogia**
Abdomen : sensible, surtout avec pression du foie	**Scrofularia**
Absences mentales	**Artémisia vulgaris**
Accouchement : atonie et rigidité du col de l'utérus	**Caulophyllum**
Accouchement : contractions utérines sans progrès dilatation	**Caulophyllum**
Accouchement : évite la perfusion	**Caulophyllum**
Acétonémie (sang) - acétonurie (urines)	**Senna**
Acide urique : avec troubles du métabolisme	**Ocimum canum**
Acide urique : donnant rhumatisme chronique	**Lithium carbonicum**
Acide urique : grand remède	**Benzoïc acid**
Acide urique : hyper uricémie	**Urtica urens**
Acné	**Asterias rubens**
	Berberis aquifolium
	Hydrocotyle asiatica
Acné : avant et pendant les règles	**Eugenia jambosa**
Acné : du front	**Ledum palustre**
Acné : prurigineuse sur le visage	**Antimonium sulfur aureum**
Acné : simple, rosacée, nécrotique, douloureuse ou non	**Eugenia jambosa**

Acouphènes	**Carboneum sulfuratum**
	Cupressus lawsoniana
Adénopathie	**Cistus canadensis**
Adénopathie amygdale G avec ulcérations	**Mercurius biiodatus**
Adhérences post chirurgicales	**Iris minor ou Iris tenax**
Affaiblissement général	**Glycerinum**
Affections aiguës éprouvantes (goutte, diarrhée)	**Cypripedium**
Affections cutanées avec état général grave	**Echinacea**
Affections qui traînent	**Penthorum**
Aggravation (asthme) : par brouillard	**Hypericum perforatum**
Aggravation (céphalée) : avec vent	**Rhododendron**
Aggravation (céphalée) : avec vin	**Rhododendron**
Aggravation (céphalée) : en mangeant chaud	**Mezereum**
Aggravation (céphalée) : par temps chaud	**Rhododendron**
Aggravation (coryza chronique) : temps humide + froid	**Manganum**
Aggravation (douleurs articulaires) : au mouvement	**Stellaria media**
Aggravation (femmes) : durant les règles trop abondantes	**Ammonium carbonicum**
Aggravation (lombalgie) : en restant assis	**Cobaltum**
Aggravation (migraine due à arthrose) : dans chambre chaude	**Niccolum**
Aggravation (migraine due à arthrose) : le matin	**Niccolum**
Aggravation (oculaire) : par mouvements des yeux	**Comocladia**
Aggravation (oculaire) : par source de chaleur	**Comocladia**
Aggravation (prurit) : à la chaleur	**Fluoric acid**
Aggravation (prurit) : au lit	**Fagopyrum**
Aggravation (prurit) : en se grattant	**Dolichos pruriens**
	Fagopyrum
Aggravation (prurit) : par constipation	**Dolichos pruriens**
Aggravation (prurit) : par simple contact	**Fagopyrum**
Aggravation (rhumatismes) : avant orage	**Rhododendron**
Aggravation (rhumatismes) : temps humide + froid	**Manganum**
Aggravation (souffrances) : la nuit	**Rhus venenata**
Aggravation (tintements oreilles) : temps humide + froid	**Manganum**
Aggravation (toux) : en essayant de parler (plus de souffle)	**Drosera**
Aggravation (toux) : en inspirant	**Sticta pulmonaria**
Aggravation (toux) : et en parlant	**Rumex crispus**
Aggravation (toux) : par froid	**Rumex crispus**
Aggravations : à jeun	**Crocus sativus**

Aggravations : à la chaleur .... **Bromium**
.... **Fluoric acid**
.... **Guaiacum**
.... **Oleander**
.... **Phenobarbital**
.... **Sabina**
.... **Stellaria media**
Aggravations : à la chaleur + repos .... **Comocladia**
Aggravations : à la chaleur du lit .... **Ledum palustre**
Aggravations : à la ménopause .... **Melilotus**
Aggravations : à la nouvelle lune .... **Silicea**
Aggravations : à la nuit .... **Viburnum opulus**
Aggravations : à la pleine lune .... **Sabadilla**
.... **Calcarea carbonica**
Aggravations : à la pression .... **Theridion**
Aggravations : à l'air froid .... **Abrotanum**
Aggravations : à l'air froid + humide .... **Urtica urens**
Aggravations : à l'eau .... **Urtica urens**
Aggravations : à l'effort .... **Cactus grandiflorus**
.... **Hedeoma**
Aggravations : à l'hiver .... **Viola tricolor**
Aggravations : à l'humidité .... **Ammonium carbonicum**
.... **Hypericum perforatum**
.... **Mezereum**
Aggravations : à l'humidité, surtout quand il pleut .... **Lemna minor**
Aggravations : après avoir dormi .... **Picric acid**
.... **Selenium**
Aggravations : après avoir mangé .... **Actea spicata**
Aggravations : après avoir parlé .... **Actea spicata**
Aggravations : après bâillement .... **Sarsaparilla**
Aggravations : au bruit .... **Hypericum perforatum**
.... **Lac caninum**
.... **Theridion**
Aggravations : au chaud .... **Viburnum opulus**
Aggravations : au contact .... **Hypericum perforatum**
.... **Mezereum**
Aggravations : au froid .... **Ammonium carbonicum**
.... **Asterias rubens**

Aggravations : au lit . . . . **Mezereum**
. . . . **Phenobarbital**
Aggravations : au moindre bruit. . . . . **Lachnantes**
Aggravations : au moindre effort intellectuel. . . . . **Picric acid**
Aggravations : au printemps. . . . . **Sarsaparilla**
Aggravations : au repos . . . . **Bromium**
. . . . **Rhododendron**
Aggravations : aux changements de temps. . . . . **Harpagophytum**
Aggravations : aux vibrations. . . . . **Theridion**
Aggravations : avant les règles . . . . **Sarsaparilla**
Aggravations : avant orage . . . . **Bellis perennis**
Aggravations : avant tempête . . . . **Melilotus**
Aggravations : bains chauds. . . . . **Bellis perennis**
Aggravations : bains froids. . . . . **Bellis perennis**
Aggravations : côté G. . . . . **Bellis perennis**
Aggravations : couché . . . . **Crocus sativus**
Aggravations : couché (avec agitation) . . . . **Ruta graveolens**
Aggravations : couché sur le côté D. . . . . **Scrofularia**
Aggravations : dans pièce chaude . . . . **Bromium**
Aggravations : en bateau . . . . **Theridion**
Aggravations : en fin de nuit . . . . **Rhododendron**
Aggravations : en fixant objets. . . . . **Crocus sativus**
Aggravations : en fumant . . . . **Stellaria media**
Aggravations : en montant un escalier . . . . **Menyanthes**
Aggravations : en restant assise (rem. Fem.) . . . . **Murex purpurea**
Aggravations : en se lavant. . . . . **Ammonium carbonicum**
Aggravations : entre 11h et 23h . . . . **Cactus grandiflorus**
Aggravations : la nuit . . . . **Asterias rubens**
. . . . **Comocladia**
. . . . **Mezereum**
. . . . **Primula obconica**
Aggravations : le matin. . . . . **Crocus sativus**
. . . . **Fluoric acid**
. . . . **Harpagophytum**
. . . . **Stellaria media**
Aggravations : le soir . . . . **Ammonium carbonicum**
. . . . **Bromium**
Aggravations : les yeux fermés . . . . **Theridion**

Aggravations : par alcool (avec céphalée frontale droite) . . **Cimex lectularius**
Aggravations : par boissons chaude . . . . **Fluoric acid**
Aggravations : par café. . . . . **Asterias rubens**
Aggravations : par coït . . . . **Selenium**
. . . . **Theridion**
Aggravations : par contact . . . . **Comocladia**
. . . . **Theridion**
Aggravations : par contrariétés. . . . . **Phenobarbital**
Aggravations : par courants d'air . . . . **Selenium**
Aggravations : par effort intellectuel . . . . **Selenium**
Aggravations : par froid sec . . . . **Asarum europaeum**
Aggravations : par humidité + effort . . . . **Polygonum aviculaire**
Aggravations : par humidité de la nuit . . . . **Sarsaparilla**
Aggravations : par mauvais temps . . . . **Asterias rubens**
Aggravations : par mouvement. . . . . **Hedeoma**
. . . . **Lithium carbonicum**
. . . . **Sabina**
. . . . **Symphoricarpus**
Aggravations : par mouvement + penché en avant. . . . . **Kalmia latifolia**
Aggravations : par mouvement de descente
(avion, ascenseur). . . . . **Borax**
Aggravations : par mouvements + contact (rhumatismes) . . **Actea spicata**
Aggravations : par suppression des sécrétions . . . . **Abrotanum**
Aggravations : par temps changeant + pluvieux . . . . **Melilotus**
Aggravations : par temps chaud . . . . **Crocus sativus**
. . . . **Selenium**
Aggravations : par temps humide. . . . . **Bromium**
. . . . **Muriatic acid**
Aggravations : par temps humide + chaud. . . . . **Picric acid**
Aggravations : par temps neigeux . . . . **Urtica urens**
Aggravations : par toute excitation. **Cobaltum**
Aggravations : par vent froid . . . . **Bellis perennis**
Aggravations : penché en avant . . . . **Kalmia latifolia**
Aggravations : quand le temps change. . . . . **Rhododendron**
Aggravations : sur côté G. . . . . **Bromium**
. . . . **Cactus grandiflorus**
Aggravations : vers 11h le matin . . . . **Viola tricolor**
Aggravations : vers 16h . . . . **Melilotus**
Agitation (delirium tremens) . . . . **Stramonium**
Agitation (enfants clowns) . . . . **Absinthium**

Agitation extrême .... **Agaricus Muscarius**
Agitation physique .... **Hyoscyamus**
.... **Parathyroïdinum**
.... **Scutellaria**
.... **Stramonium**
Alcool : envie .... **Asarum europaeum**
Alcoolisme .... **Absinthium**
.... **Avena sativa**
.... **Carboneum sulfuratum**
.... **Carduus marianus**
Alcoolisme (phase terminale) : ascite .... **Apocynum cannabinum**
Alcoolisme (très efficace chez vieux alcooliques) .... **Ceanothus americanus**
Allaitement : arrêt lactation .... **Lac caninum**
Allaitement : augmente sécrétion lactée. .... **Ricinus**
Allaitement : favorise lactation. .... **Urtica urens**
Allaitement : galactorrhée (secrétion excessive) .... **Salvia officinalis**
Allaitement : sevrage - engorgement (seins durs, douloureux). **Urtica urens**
Allergie : au gazon .... **Ambrosia Artemisaefolia**
Allergie : aux acariens .... **Dermatophagoïdes pteronyssimus**
Allergie : brûlures et démangeaisons .... **Arundo donax**
Allergie : coryza .... **Sabadilla**
Allergie : rhume des foins .... **Arundo donax**
Alopécie .... **Selenium**
Alopécie : diffuse ou circonscrite. .... **Thallium aceticum**
Alternance troubles D/G (céphalée, angine, rhumatismes…). **Lac caninum**
Amaigrissement : intense, surtout membres
inférieurs + grande faiblesse. .... **Abrotanum**
Amélioration (asthme) : en transpirant. .... **Hypericum perforatum**
Amélioration (céphalée) : par arrivée des règles .... **Melilotus**
Amélioration (céphalée) : par épistaxis .... **Melilotus**
Amélioration (coryza chronique) : couché. .... **Manganum**
Amélioration (état général) : par la chaleur .... **Capsicum**
Amélioration (lombalgie) : en marchant .... **Cobaltum**
Amélioration (migraine due à arthrose) : le soir .... **Niccolum**
Amélioration (neurasthénie) : en restant au lit. .... **Hedeoma**
Amélioration (névralgie faciale) : au chaud. .... **Rhododendron**

Amélioration (névralgie faciale) : en mangeant .... **Rhododendron**
Amélioration (prurit) : par eau fraîche .... **Fagopyrum**
Amélioration (rhumatismes) : couché .... **Manganum**
Amélioration (tintements oreilles) : couché .... **Manganum**
Améliorations : à la mer .... **Bromium**
Améliorations : à l'air libre .... **Ambra Grisea**
Améliorations : après avoir mangé sans appétit .... **Myrica cerifera**
Améliorations : après les règles .... **Phenobarbital**
Améliorations : au calme .... **Phenobarbital**
Améliorations : au chaud .... **Chloralum**
Améliorations : au chaud (calfeutré) .... **Sabadilla**
Améliorations : au froid .... **Fluoric acid**
Améliorations : au grand air .... **Comocladia**
.... **Stellaria media**
Améliorations : au lever .... **Lithium carbonicum**
Améliorations : avec veilleuse .... **Stramonium**
Améliorations : couché .... **Hedeoma**
Améliorations : couchée sur le dos (rem. Fem.) .... **Symphoricarpus**
Améliorations : en consommant beaucoup de pommes .... **Guaiacum**
Améliorations : en mangeant .... **Calcarea hypophosphatica**
Améliorations : en mangeant léger .... **Phenobarbital**
Améliorations : en marchant .... **Fluoric acid**
Améliorations : en mer ou bord de mer .... **Bromium**
Améliorations : en plein air .... **Cactus grandiflorus**
.... **Crocus sativus**
.... **Mezereum**
.... **Viburnum opulus**
Améliorations : en s'activant .... **Lithium carbonicum**
Améliorations : le soir .... **Stellaria media**
Améliorations : par air froid .... **Picric acid**
Améliorations : par bain froid .... **Ledum palustre**
Améliorations : par bain, en piscine ou mer, même froid .. **Stellaria media**
Améliorations : par eau froide .... **Picric acid**
Améliorations : par épistaxis (saignement de nez) .... **Melilotus**
Améliorations : par étirement .... **Heloderma**
Améliorations : par exercice .... **Bromium**
Améliorations : par humidité chaude .... **Asarum europaeum**
Améliorations : par la chaleur .... **Sabadilla**
.... **Stramonium**

Améliorations : par la compagnie .... **Stramonium**
Améliorations : par la lumière .... **Stramonium**
Améliorations : par la pression........................ **Palladium**
Améliorations : par la solitude .... **Harpagophytum**
Améliorations : par l'air frais.......................... **Sabina**
Améliorations : par le mouvement..................... **Abrotanum**
Améliorations : par l'eau chaude .... **Lithium carbonicum**
.... **Rhus venenata**
Améliorations : par lumière douce..................... **Stramonium**
Améliorations : par marche rapide..................... **Myrica cerifera**
Améliorations : par pression forte .... **Picric acid**
Améliorations : par pression forte de la main .... **Menyanthes**
Améliorations : par temps sec .... **Ammonium carbonicum**
Améliorations : penché en arrière .... **Hypericum perforatum**
Améliorations : penché en avant .... **Hyoscyamus**
.... **Menyanthes**
Améliorations : quand elle a mangé (rem. Fem.)......... **Viburnum opulus**
Améliorations : redressé en arrière...................... **Kalmia latifolia**
Améliorations : sur côté douloureux .... **Ammonium carbonicum**
Améliorations : sur l'estomac............................ **Ammonium carbonicum**
Amygdale : inflammation D............................ **Mercurius protoiodatus**
Amygdale : inflammation G............................ **Mercurius biiodatus**
Amygdale G : muqueuse rouge-lie de vin .... **Mercurius biiodatus**
Amygdale G : ulcérations + adénopathie satellite .... **Mercurius biiodatus**
Amygdales : chargées de membranes.................. **Echinacea**
Amygdales : ulcérées .... **Echinacea**
Amygdales enfant : hypertrophie + végétations.......... **Agraphis nutans (3CH)**
Amygdales enfant : inflammation .... **Euphorbia resinifera**
Anasarque (œdème généralisé) .... **Apocynum cannabinum**
Anesthésie généralisée (sidération) .... **Carboneum sulfuratum**
Angine : alternance troubles D/G........................ **Lac caninum**
Angine : gangréneuse.................................. **Echinacea**
Angine : grave .... **Ailanthus glandulosa**
Angine de poitrine (avec barre pesante sur poitrine) ...... **Hematoxylon**

Angiomes .... **Fluoric acid**
Angoisse : aux battements du cœur .... **Ammonium carbonicum**
Angoisse : irritable avec logorrhée.................... **Amphetaminum sulfuricum**
Angoisse : qui entraîne asthme........................ **Pothos foetida**
Angoisse : qui entraîne toux.......................... **Pothos foetida**
Angoisse : qui réveille le matin par grande douleur thoracique .... **Kalmia latifolia**
Angoisse+ essoufflement + ne peut rester en repos .... **Cenchris contortrix**
Angor .... **Cactus grandiflorus**
Angor (avec barre pesante sur poitrine)............... **Hematoxylon**
Anorexie.. **Viburnum opulus**
Anorexie : avec dépression........................... **Mica**
Anorexie : avec hypersalivation .... **Thallium aceticum**
Anorexie : avec soif intense (rem. Fem.) .... **Ricinus**
Anorexie : vire parfois à la boulimie .... **Alfalfa**
Anosmie (absence d'odorat)........................... **Lemna minor**
Anthrax.. **Echinacea**
.... **Ledum palustre**
Anus : gratte + brûle + selles très douloureuses.......... **Paeonia**
Anus : irritation .... **Symphytum**
Anxiété : avec violentes palpitations ou convulsions tétaniformes........................ **Cajuputum**
Anxiété + convulsions tétaniformes ou violentes palpitations........................... **Cajuputum**
Aphonie .... **Populus nigra**
Aphtes .... **Borax**
.... **Sarsaparilla**
Apnée : en s'endormant, puis suffoque et doit s'asseoir ... **Grindelia**
Appendisectomie : suite de.......................... **Iris minor ou Iris tenax**
Appétit : absent.................................. **Myrica cerifera**
Appétit : amélioré par marche rapide.................. **Myrica cerifera**
Appétit : annihile (coupe-faim) .... **Amphetaminum sulfuricum**
Appétit : défaille après avoir mangé................... **Myrica cerifera**
Appétit : d'ogre .... **Allium sativum**
Appétit : inexistant............................... **Niccolum**
Appétit : perte.................................. **Carduus marianus**

Appétit : stimulant chez jeunes enfants .... **Alfalfa (3CH)**
.... **Avena sativa**
Artériel : améliore fibres artères coronaires............. **Cactus grandiflorus**
Artériel : baisse de la pression .... **Cactus grandiflorus**
Artériel : sclérose artérielle .... **Arsenicum iodatum**
Arthrose .... **Harpagophytum**
.... **Rhododendron**
.... **Symphytum**
Arthrose cervicale : partie basse..................... **Niccolum**
Articulations (petites) : boiteries .... **Guaiacum**
Articulations (petites) : contractures .... **Guaiacum**
Articulations (petites) : crampes...................... **Manganum**
Articulations (petites) : douleurs .... **Caulophyllum**
Articulations (petites) : douleurs avec uricémie.......... **Lithium carbonicum**
Articulations (petites) : douleurs erratiques avec
troubles de règles peu abondantes + spasmes .... **Caulophyllum**
Articulations (petites) : douleurs tiraillantes .... **Guaiacum**
Articulations (petites) : raideurs...................... **Guaiacum**
.... **Manganum**
Articulations (petites) : rhumatisme avec enflures
+ taches rouges surélevées .... **Manganum**
Articulations (petites) : spasmes musculaires .... **Manganum**
Articulations (petites) : tuméfiées + chaudes mais pâles ... **Ledum palustre**
Articulations : avec prurit.......................... **Lithium carbonicum**
Articulations : chondrocalcinose .... **Conchiolinum**
Articulations : craquements .... **Benzoïc acid**
Articulations : douleurs .... **Cimex lectularius**
Articulations : douleurs avec rougeur + gonflement local .. **Sabina**
Articulations : douleurs niveau cuisses et quadriceps ..... **Bellis perennis**
Articulations : douleurs tendons d'Achille.............. **Benzoïc acid**
Articulations : entorses............................ **Bellis perennis**
Articulations : gonflées par effort qui aggrave la douleur .. **Actea spicata**
Articulations : orteils-doigts gonflées + sensibles
(avec nodosités) .... **Lithium carbonicum**
Articulations : qui craquent (marche difficile)........... **Angustura**
Articulations : raides + contact douloureux
+ sensation d'avoir pris des coups .... **Stellaria media**
Articulations : rhumatismes + douleurs .... **Stellaria media**
Articulations : rhumatismes des petites articulations...... **Actea spicata**
Articulations : rouges + brillantes .... **Manganum**

Articulations : système global (muscles, tendons) avec raideurs . . . . **Harpagophytum**
Arythmie : lente ou rapide . . . . **Kalmia latifolia**
Ascite : phase terminale alcoolisme . . . . **Apocynum cannabinum**
Asthénie . . . . **Palladium**
Asthénie : avec corps refroidi + cœur ralenti + peau atrophique . . . . **Mica**
Asthénie : avec insomnies . . . . **Nycterinia**
Asthénie : importante . . . . **Mucor mucedo**
Asthénie : intellectuelle . . . . **Selenium**
Asthénie : sexuelle . . . . **Selenium**
Asthme . . . . **Bromium**
Asthme (humide) . . . . **Grindelia**
Asthme (non allergique) . . . . **Pothos foetida**
Asthme : aggravé par brouillard . . . . **Hypericum perforatum**
Asthme : aggravé par l'humidité . . . . **Lemna minor**
Asthme : amélioré en transpirant . . . . **Hypericum perforatum**
Asthme : crise après toux coqueluchoïde . . . . **Mephitus putorius**
Asthme : de début de nuit avec inspiration plus pénible qu'expiration . . . . **Aralia racemosa**
Asthme : déclenché par angoisse . . . . **Pothos foetida**
Asthme : hypersensibilité aux poussières . . . . **Pothos foetida**
Asthme : mycosique . . . . **Mucor mucedo**
Attention : augmente . . . . **Amphetaminum sulfuricum**
Avant-bras : névralgie fourmillante, engourdissante . . . . . . **Kalmia latifolia**
Avant-bras : papules face interne qui grattent (surtout s'il fait chaud) . . . . **Helianthus**
Avant-bras, mains : distension des veines . . . . **Calcarea hypophosphatica**
Avant-bras, mains : tendues comme des cordes . . . . **Calcarea hypophosphatica**
Aversion : à la nourriture . . . . **Muriatic acid**
Aversion : à la solitude . . . . **Stramonium**
Aversion : à l'obscurité . . . . **Stramonium**
Aversion : au salé . . . . **Carduus marianus**
Aversion : dégoût de la viande . . . . **Rumex crispus**
Aversion : dégoût des choses acides . . . . **Drosera**
Aversion : horreur du fromage . . . . **Oleander**

Avortement : menace en début de grossesse .... **Viburnum opulus**

****

Ballonnements .... **Abrotanum**
.... **Dolichos pruriens**
.... **Pothos foetida**
Ballonnements (après repas du soir) .... **Gratiola**
Ballonnements (après repas) : apaise .... **Fucus vesiculosus**
Ballonnements accompagnant dysenterie .... **Erigeron**
Ballonnements mobiles .... **Carboneum sulfuratum**
Bassin : douleur fosse iliaque D....................... **Iris minor ou Iris tenax**
Bassin : petit bassin irrité avec besoin urgent d'uriner + constriction anale........................ **Hura brasiliensis**
Bavard .... **Hyoscyamus**
Becs de perroquet..................................... **Hekla lava**
Biliaire : améliore les fibres des voies biliaires .... **Cactus grandiflorus**
Blennorragie.. **Pareira brava**
.... **Sabina**
Blennorragies à répétition .... **Agnus castus**
Blessures doigts, orteils, ongles (écrasement pulpe des doigts).. **Hypericum perforatum**
Boissons : passent mal .... **Gratiola**
Boissons froides en été : provoquent diarrhée .... **Gratiola**
Bouche : a du mal à avaler (même de l'eau) .... **Heloderma**
Bouche : aphtes .... **Sarsaparilla**
Bouche : bords de langue avec vésicules .... **Rhus venenata**
Bouche : brûle + langue brune .... **Doryphora**
Bouche : chatouillement du palais quand on est couché ... **Drosera**
Bouche : commissures labiales fendues................ **Echinacea**
Bouche : déglutition difficile .... **Carbolic acid**
Bouche : déglutition pénible........................... **Ailanthus glandulosa**
Bouche : démangeaison du palais .... **Sabadilla**
Bouche : dents cariées très tôt, sensibles au froid, fistules qui suppurent .... **Fluoric acid**
Bouche : dents douloureuses soulagées par froid......... **Bismuthum**
Bouche : fissure commissures labiales................... **Arundo donax**
Bouche : gencives douloureuses........................ **Dolichos pruriens**
Bouche : gencives rétractées + saignant facilement....... **Echinacea**

Bouche : gencives saignent .... **Echinacea**
Bouche : gencives tuméfiées .... **Bismuthum**
Bouche : gingivite chronique fétide .... **Mica**
Bouche : goût amer.................................... **Angustura**
.... **Carduus marianus**
.... **Myrica cerifera**
.... **Symphoricarpus**
Bouche : goût métallique .... **Bismuthum**
Bouche : goût salé .... **Cyclamen**
Bouche : goût sucré .... **Sabadilla**
Bouche : haleine fétide............................... **Carbolic acid**
Bouche : haleine fétide + état nauséeux............... **Myrica cerifera**
Bouche : hypersalivation avec anorexie .... **Thallium aceticum**
Bouche : hypersalivation de goût métallique .... **Sarsaparilla**
Bouche : langue + gorge sèches........................ **Gambogia**
Bouche : langue aux bords fissurés .... **Anantherum**
Bouche : langue aux bords rouges .... **Echinacea**
Bouche : langue blanche avec papilles rouges .... **Allium sativum**
Bouche : langue brune .... **Echinacea**
Bouche : langue chargée + jaune .... **Berberis aquifolium**
Bouche : langue chargée en arrière + propre au bout...... **Hypericum perforatum**
Bouche : langue douloureuse + brûlante
+ paraissant gonflée .... **Guaiacum**
Bouche : langue douloureuse + rouge .... **Arum triphyllum**
Bouche : langue enflée................................ **Cajuputum**
Bouche : langue épaissie .... **Carduus marianus**
Bouche : langue fissurée.............................. **Arundo donax**
Bouche : langue froide + sèche .... **Heloderma**
Bouche : langue qui pique .... **Echinacea**
Bouche : langue recouverte enduit jaune .... **Leptandra**
Bouche : langue sèche .... **Ailanthus glandulosa**
Bouche : langue sèche + rouge + tout paraît chaud .... **Helianthus**
Bouche : lèvres craquelées............................ **Muriatic acid**
Bouche : lèvres qui brûlent........................... **Arum triphyllum**
Bouche : mâchoires sensibles.......................... **Actea spicata**
Bouche : salivation abondante .... **Echinacea**
Bouche : salive corrosive + acide + abondante .... **Arum triphyllum**
Bouche : salive énormément .... **Mezereum**
Bouche : se mord facilement à l'intérieur .... **Cereus serpentinus**
Bouche : sèche .... **Ricinus**

Bouche : s'écorche les lèvres jusqu'au sang .... **Arum triphyllum**
Bouche : sensation de prurit sur voûte palatine .... **Sabadilla**
Bouche : sensation du palais à vif .... **Arum triphyllum**
Bouche : ulcérations brûlantes + odeur fétide
+ soif permanente............................. **Muriatic acid**
Bouche-gorge : goût de pourriture le matin............. **Lemna minor**
Bouffées de chaleur : + angoisse + dépression
qui maintiennent au lit .... **Manganum**
Bouffées de chaleur, avec transpirations profuses
le soir et la nuit................................ **Salvia officinalis**
Bourdonnements d'oreille .... **Cupressus lawsoniana**
Bronches : bronchite capillaire...................... **Ethyl sulfur dichlroratum**
Bronches : dilatation............................. **Amphetaminum sulfuricum**
Bronches : encombrées de mucus .... **Antimonium sulfur aureum**
.... **Iberis amara**
Bronches : hypersécrétion rare...................... **Pareira brava**
Bronches : irritation due à une allergie à l'herbe
(possibilité crises d'asthme)....................... **Ambrosia Artemisaefolia**
Bronches : ronchus (gros râle sec) .... **Allium sativum**
Bronches : sensation de brûlure .... **Arundo donax**
Bronchite capillaire .... **Ethyl sulfur dichlro-ratum**
Bronchite chronique............................. **Grindelia**
Bronchite chronique, avec expectoration abondante ...... **Sabal serrulata**
Bronchite importante .... **Antimonium sulfur aureum**
Broncho-pneumonie asphyxiante.................. **Ethyl sulfur dichlroratum**
Brûlure : + compression de l'œsophage............... **Spirea ulmaria**
Brûlure : dans les canaux de l'organisme.............. **Doryphora**
Brûlure : du rectum............................. **Penthorum**
Brûlure : intense après la selle (oblige à se laver) .... **Paeonia**
Brûlure : narines + gorge paraît sèche .... **Populus nigra**
Brûlure : sous les ongles.......................... **Sarsaparilla**
Brûlure estomac : améliorées penché en arrière
(cause V.B. possible) .... **Kalmia latifolia**

Brûlure estomac : avec sensation de faim même après manger. **Berberis aquifolium**

****

Calcification (croissance des enfants) . . . . **Conchiolinum**
Calcifications tendineuses (adulte, sujet âgé). . . . . **Conchiolinum**
Calcium : fixation et répartition . . . . **Symphytum**
Calvitie . . . . **Fluoric acid**
Caractère : cherche à briller et à s'imposer . . . . **Palladium**
Caractère : impétueux. . . . . **Thuya Lobbii**
Caractère : mauvais caractère. . . . . **Aristolochia clematis**
. . . . **Pulsatilla**
Caractère : morose . . . . **Cyclamen**
Caractère : oublieux . . . . **Caladium seguinum**
Caractère : peu enclin à l'effort . . . . **Capsicum**
Caractère : si contrarié, est désagréable . . . . **Palladium**
Caractère : sourcilleux . . . . **Thuya Lobbii**
Caractère : sujet gras, indolent, casanier . . . . **Capsicum**
Caractère : tendance joyeuse . . . . **Hyoscyamus**
Caractère : tenue négligée . . . . **Capsicum**
Caractère : toujours dans le vague . . . . **Caladium seguinum**
Caractère : violent . . . . **Thuya Lobbii**
Caractère changeant (excitation joyeuse à colère triste) . . . . . **Crocus sativus**
Cardio-vasculaire : pression artérielle basse . . . . **Apocynum cannabinum**
Caries précoces. . . . . **Staphysagria**
Catarrhe nasal. . . . . **Lemna minor**
. . . . **Niccolum**
Catastrophisme . . . . **Scutellaria**
Cauchemars . . . . **Crotalus cascavella**
Cauchemars : affreux . . . . **Badiaga**
. . . . **Doryphora**
. . . . **Scutellaria**
Cauchemars enfant + pipi au lit . . . . **Equisetum**
Cellulite . . . . **Badiaga**
. . . . **Caladium seguinum**
. . . . **Cereus serpentinus**
. . . . **Solanum nigrum**
Céphalée : abrutissante + rendant hargneux . . . . **Sabal serrulata**
Céphalée : aggravation en mangeant chaud . . . . **Mezereum**

Céphalée : aggravée au vent . . . . **Rhododendron**
Céphalée : aggravée dans le noir . . . . **Cedron**
Céphalée : aggravée en buvant du vin . . . . **Rhododendron**
Céphalée : aggravée par temps chaud . . . . **Rhododendron**
Céphalée : alternance troubles D/G . . . . **Lac caninum**
Céphalée : améliorée avec café . . . . **Anagallis arvensis**
Céphalée : améliorée en baillant . . . . **Staphysagria**
Céphalée : améliorée en mangeant . . . . **Lithium carbonicum**
Céphalée : au dessus œil G, tempe G, très affligeante . . . . . **Senecio**
Céphalée : avec sensation des yeux devenus trop gros . . . . . **Trillium pendulum**
Céphalée : comme une boule de plomb derrière le front . . . . . **Staphysagria**
Céphalée : congestive . . . . **Melilotus**
Céphalée : côté D . . . . **Eugenia jambosa**
. . . . **Lachnantes**
Céphalée : côté D + toujours à la même heure . . . . **Cactus grandiflorus**
Céphalée : côté G . . . . **Eupatorium purpureum**
Céphalée : de la nuque au vertex + avec douleur . . . . **Menyanthes**
Céphalée : descend du crâne vers cou et oreilles, se termine par un point unique . . . . **Guaiacum**
Céphalée : due aux efforts oculaires . . . . **Ruta graveolens**
Céphalée : d'une oreille à l'autre . . . . **Palladium**
Céphalée : d'une tempe à l'autre . . . . **Cedron**
Céphalée : en arrière de la tête + zones chaudes . . . . **Fraxinus americanus**
Céphalée : en bandeau douloureux (pensée difficile) + fatigue considérable . . . . **Carbolic acid**
Céphalée : épouvantable + mains-pieds glacés . . . . **Melilotus**
Céphalée : fait perdre le fil de ses pensées . . . . **Asarum europaeum**
Céphalée : frontale . . . . **Sabadilla**
Céphalée : frontale améliorée par grand air et froid . . . . **Aristolochia clematis**
Céphalée : frontale D en buvant de l'alcool . . . . **Cimex lectularius**
Céphalée : lancinante derrière le front . . . . **Robinia**
Céphalée : lourde + impression de plénitude d'une tempe à l'autre . . . . **Calcarea hypophosphatica**
Céphalée : occiput vers les yeux . . . . **Sarsaparilla**
Céphalée : par imagination + ruminations . . . . **Sabadilla**
Céphalée : penché en avant . . . . **Cobaltum**
Céphalée : soulagée par écoulement nasal postérieur . . . . . **Sticta pulmonaria**
Céphalée : sourde, derrière le front . . . . **Scutellaria**

Céphalée : vers globes oculaires + gêne du regard........ **Badiaga**
Céphalée : vertex battant (ne peut manger) .... **Cactus grandiflorus**
Céphalée : violente + aggravée penché en avant .... **Rhus venenata**
Céphalée : violente à l'orgasme .... **Sabal serrulata**
Cérébral : atteinte patente avec excitation ou violence ...... **Solanum nigrum**
Cervicales : arthrose partie basse .... **Niccolum**
Cervicales : cou raide, douloureux, comme brisé, dévié d'un côté, douleur vers gorge .... **Lachnantes**
Cervicales : douleurs .... **Lachnantes**
Chalazions .... **Staphysagria**
Chaleur bouillante dans le dos .... **Ustilago maydis**
Chaleur du visage après repas (qui ne dure pas) .... **Fucus vesiculosus**
Cheveux (femme) : perte .... **Ustilago maydis**
Cheveux : calvitie.................................... **Fluoric acid**
Cheveux : chute .... **Thallium aceticum**
.... **Selenium**
Cheveux : croûtes dans cuir chevelu .... **Viola tricolor**
Cheveux : eczéma séborrhéique, pelade en plaques....... **Vinca minor**
Cheveux : grande amélioration......................... **Anantherum**
Cheveux et poils : chute .... **Selenium**
Cheveux, ongles : sécheresse .... **Mucor mucedo**
Cheville (tendon d'Achille) : gonflée, impression entorse, douleur aggravée à l'effort .... **Hedeoma**
Chirurgie des vieillards................................ **Populus tremuloïdes**
Chondrocalcinose..................................... **Harpagophytum**
Cicatrices chéloïdiennes : assouplissement, atténuation, disparition............................ **Fluoric acid**
Circulation : cyanose .... **Apocynum cannabinum**
Circulation : jugulaires turgescentes .... **Apocynum cannabinum**
Circulation : musculature lisse vaisseaux sanguins .... **Bellis perennis**
Circulation : reflux hépato-jugulaire .... **Apocynum cannabinum**
Circulation : sclérose vasculaire....................... **Aurum muriaticum natronatum**
Circulation : troubles circulatoires avec sueurs profuses ..... **Salvia officinalis**
Circulation artères : palpitation des carotides .... **Cactus grandiflorus**
Circulation veineuse : varices.......................... **Fluoric acid**

Cirrhose hépatique (avec ou sans ictère) .... **Aurum muriaticum natronatum**
Coagulation difficile .... **Doryphora**
Coccyx et sacrum : douleurs fourmillantes .... **Hypericum perforatum**
Coccyx et sacrum douloureux .... **Gambogia**
Cœur : aggravation avec le mouvement .... **Iberis amara**
Cœur : aggravation s'il fait chaud dans la chambre .... **Iberis amara**
Cœur : angine de poitrine, angor (avec barre pesante sur poitrine) .... **Hematoxylon**
Cœur : angor .... **Cactus grandiflorus**
Cœur : arythmie rapide ou lente .... **Kalmia latifolia**
Cœur : bradycardie .... **Iberis amara**
Cœur : cardiopathies valvulaires (stade ultime) .... **Apocynum cannabinum**
Cœur : déchéance du myocarde .... **Arsenicum iodatum**
Cœur : douleur possible .... **Cereus serpentinus**
Cœur : douleur précordiale .... **Caulophyllum**
Cœur : douleur précordiale avec palpitations .... **Lithium carbonicum**
Cœur : douleur sein G, jusqu' aux bras et doigts .... **Lithium carbonicum**
Cœur : endocardite .... **Cactus grandiflorus**
Coeur : fuite valvule tricuspide (souffle xiphoïdien) ...... **Apocynum cannabinum**
Cœur : insuffisance cardiaque globale chez le vieillard ...... **Arsenicum iodatum**
Cœur : insuffisance cardio-rénale .... **Ammonium carbonicum**
Cœur : insuffisance coronarienne .... **Arsenicum iodatum**
Cœur : insuffisance ventriculaire droite .... **Apocynum cannabinum**
Cœur : insuffisances cardiaques avec hypertrophie ventriculaire (suite grippe) .... **Iberis amara**
Cœur : myocarde .... **Iberis amara**
Cœur : myocarde (début décompensation) .... **Cactus grandiflorus**
Cœur : palpitations .... **Amphetaminum sulfuricum**
.... **Aurum muriaticum natronatum**
Cœur : palpitations + irrégularité du pouls (souvent rapide) **Fagopyrum**
Cœur : palpitations irrégulières s'il rit .... **Iberis amara**
Cœur : palpitations irrégulières s'il tousse .... **Iberis amara**

Cœur : péricardite . . . . **Cactus grandiflorus**
Cœur : pouls affaibli . . . . **Physostigma**
Cœur : pouls déprimé . . . . **Ailanthus glandulosa**
. . . . **Apocynum cannabinum**
Cœur : pouls intermittent rapide ou lent . . . . **Iberis amara**
Cœur : pouls tendu + irrégulier . . . . **Iberis amara**
Cœur : précordialgies avec lassitude ou anorexie + aggravées le matin ou aux changements de temps . . . . . . **Harpagophytum**
Cœur : ralenti . . . . **Mica**
Cœur : ressent angoisse à ses battements de cœur . . . . **Ammonium carbonicum**
Cœur : rythme déséquilibré . . . . **Iberis amara**
Cœur : sensation de serrement jusqu'au bras G . . . . **Cactus grandiflorus**
Cœur : spasmes et défaillance (amélioré couché) . . . . **Laurocesarus**
Cœur : sur le côté G sensation aiguille traversant le cœur . . **Iberis amara**
Cœur : tachy - arythmie . . . . **Apocynum cannabinum**
. . . . **Arsenicum iodatum**
. . . . **Iberis amara**
Cœur : tachycardie . . . . **Amphetaminum sulfuricum**
. . . . **Cactus grandiflorus**
Cœur : toux spasmodique chez les cardiaques . . . . **Laurocesarus**
Cœur : troubles du rythme au sevrage du tabac . . . . **Iberis amara**
Coït : céphalée violente à l'orgasme . . . . **Sabal serrulata**
Colère verbale (grossièreté, jurons) . . . . **Cereus serpentinus**
Colères en actes (avec coups) . . . . **Cimex lectularius**
Colibacillose urinaire (des jeunes mariées) . . . . **Staphysagria**
Colique néphrétique . . . . **Pareira brava**
Colique néphrétique D . . . . **Ocimum canum**
Coliques : autour ombilic ou niveau rectum ou sigmoïde . . **Scrofularia**
Coliques + diarrhée avec brûlure anale . . . . **Angustura**
Coliques abdominales brusques, avec sensibilité région ombilic . . . . **Viburnum opulus**
Coliques avec diarrhée incessante . . . . **Ricinus**
Coliques infantiles (abdomen distendu par les gaz) . . . . **Senna**
Comportement : a du mal à tenir la tête droite (grande faiblesse) . . . . **Abrotanum**
Comportement : abattu ou irritable . . . . **Myrica cerifera**

Comportement : abattue (rem. Fem.) . . . . **Senecio**
Comportement : adore les pommes + déteste le lait. . . . . . . **Guaiacum**
Comportement : agité + irritable + plaintif dû à état grave . **Muriatic acid**
Comportement : agité + ne prend plaisir à rien + le temps passe trop vite. . . . . **Theridion**
Comportement : aime être emmitouflé. . . . . **Sabadilla**
Comportement : alternance excité / oppressé, rire / larmes (avec bouffées de tristesse). . . . . **Hura brasiliensis**
Comportement : angoissé + essoufflé + agité + ne peut rester au repos. . . . . **Cenchris contortrix**
Comportement : angoissé par sa santé + ne supporte pas la solitude . . . . **Bismuthum**
Comportement : apathique + indifférent + languissant + redoute de s'endormir . . . . **Sabal serrulata**
Comportement : arrogante + orgueilleuse (rem. Fem.) . . . . **Platina**
Comportement : baisse de volonté + désaffection du travail + désintérêt de tout + aucune activité . . . . **Picric acid**
Comportement : bavard . . . . **Mercurius protoiodatus**
Comportement : bavard extrême . . . . **Stramonium**
Comportement : brusques besoins d'exercice . . . . **Origanum**
Comportement : cris et hurlements . . . . **Stramonium**
Comportement : demi conscient, parfois confus, halluciné . **Ailanthus glandulosa**
Comportement : désorienté + agité + désespéré. . . . . **Apocynum cannabinum**
Comportement : devient malpropre . . . . **Ammonium carbonicum**
Comportement : du mal à se concentrer, oublie mots et syllabes en écrivant. . . . . **Benzoïc acid**
. . . . **Hypericum perforatum**
Comportement : émotif mais vif . . . . **Badiaga**
Comportement : émotivité . . . . **Mucor mucedo**
Comportement : enfant jamais content. . . . . **Kreosotum**
Comportement : engourdi + démarche incertaine ou gallinacée ou talonnante . . . . **Heloderma**
Comportement : épuisé + prostré (aggravé par conversation) . **Doryphora**
Comportement : excité communicatif . . . . **Eugenia jambosa**
Comportement : excitée+ hystérique + névralgique + ne peut être contrariée. . . . . **Asterias rubens**
Comportement : faim de loup + dévore à toute vitesse . . . . **Oleander**

Comportement : fatigué + a du mal à se tenir droit .... **Hydrocotyle asiatica**
Comportement : fatigué + agité + marche difficile .... **Parathyroïdinum**
Comportement : femme irritable .... **Kreosotum**
Comportement : femme nerveuse..................... **Hedeoma**
Comportement : femme nerveuse + hystérique (fortes idées érotiques)........................... **Origanum**
Comportement : femme nerveuse + ne supporte pas la musique.................................. **Sabina**
Comportement : femme nerveuse + se sent flotter dans l'air en marchant .... **Lac caninum**
Comportement : fredonne subitement d'une façon inconséquente................................ **Cocculus indicus**
Comportement : gai et plein d'entrain dans situations impressionnantes .... **Fluoric acid**
Comportement : grand nerveux + sensibilité exacerbée + latéralité D.................................. **Dolichos pruriens**
Comportement : grande femme nerveuse.............. **Gossypium**
Comportement : grignote sans arrêt, surtout sucreries..... **Alfalfa**
Comportement : hallucinations + incoordination motrice, aggravées par alcool........................... **Phenobarbital**
Comportement : hargneux par céphalées abrutissantes + repousse toute sollicitude .... **Sabal serrulata**
Comportement : homme abattu + irritable............. **Ustilago maydis**
Comportement : horreur de l'eau froide............... **Physostigma**
Comportement : incapable de fixer son attention......... **Scutellaria**
Comportement : indifférent à ce qui l'entoure........... **Oleander**
Comportement : intolérance exacerbée au bruit.......... **Theridion**
Comportement : irritable + céphalée .... **Senega**
Comportement : irritable + céphalée qui descend dans le cou . **Stellaria media**
Comportement : irritable + paraît absent + quintes de toux subites.. **Pothos foetida**
Comportement : irritation........................... **Hura brasiliensis**
Comportement : lassitude + anorexie aggravées aux changements de temps .... **Harpagophytum**
Comportement : lassitude + anorexie aggravées le matin .. **Harpagophytum**
Comportement : loquacité extrême .... **Lachnantes**
Comportement : lunatique .... **Crocus sativus**
Comportement : maladroit .... **Bovista**
Comportement : mange épicé + meurt de soif (d'eau froide) . **Fluoric acid**

Comportement : marche penché en avant en claquant des semelles .... **Manganum**
Comportement : marche penché en avant sur la pointe des pieds .... **Manganum**
Comportement : mauvaise humeur + déprimé par les douleurs + se vexe vite .... **Sarsaparilla**
Comportement : méprise les autres (surtout les hommes) . . **Platina**
Comportement : ne peut s'empêcher de marcher......... **Scutellaria**
Comportement : ne se sent responsable de rien, désintérêt de ses enfants .... **Fluoric acid**
Comportement : ne supporte pas la solitude .... **Stramonium**
Comportement : ne supporte pas la taille serrée.......... **Bovista**
Comportement : ne supporte pas l'obscurité .... **Stramonium**
Comportement : nerveux (hyper) .... **Avena sativa**
.... **Hedeoma**
.... **Kreosotum (HD)**
Comportement : nerveux + fringales impérieuses .... **Murex purpurea**
Comportement : nerveux tuberculinique .... **Theridion**
Comportement : nerveux, a peur du moindre bruit .... **Borax**
Comportement : neurasthénique + agité + fatigué + émerge difficilement le matin .... **Cobaltum**
Comportement : obsédé par difficultés sexuelles et les ressasse .... **Sabal serrulata**
Comportement : obstinément alité .... **Manganum**
Comportement : orgueilleux et jaloux + toux couché qui s'arrête assis .... **Hyoscyamus**
Comportement : passe de l'euphorie à la colère noire ..... **Stramonium**
Comportement : pessimiste + rumine de vieilles histoires tristes . **Benzoïc acid**
Comportement : peur de l'orage ou du tonnerre .... **Rhododendron**
Comportement : pleure en écoutant de la musique .... **Kreosotum**
Comportement : pressentiments de maladie + dépression . . **Agnus castus**
Comportement : prête aux autres des intentions imaginaires . **Mercurius protoiodatus**
Comportement : prostré + confus + flux douloureux dans la tête .... **Echinacea**
Comportement : psychasthénique + éjaculateur précoce . . . **Selenium**
Comportement : rebelle à l'effort.................... **Palladium**
Comportement : recherche la compagnie.............. **Bismuthum**
Comportement : replié sur lui-même .... **Oleander**
Comportement : rit trop facilement .... **Anagallis arvensis**

Comportement : se laisse aller moralement et physiquement. . **Ammonium carbonicum**
Comportement : se réfugie dans son orgueil . . . . **Platina**
Comportement : se sauve ou se cache + impression d'être guettée (rem. Fem.) . . . . **Melilotus**
Comportement : sentiment d'être très supérieure aux autres (rem. Fem.) . . . . **Platina**
Comportement : stupeur. . . . . **Melilotus**
Comportement : surexcité + spasme brutal de la glotte . . . . **Mephitus putorius**
Comportement : tendance à se tourner les pieds . . . . **Heloderma**
Comportement : tendance à s'évanouir . . . . **Hedeoma**
Comportement : tendance aux T.O.C. (ex : compter ses pas…). . . . . **Physostigma**
Comportement : tendance déprimée + peu envie de bouger (rem. Fem.). . . . . **Calcarea hypophosphatica**
Comportement : terrorisé . . . . **Stramonium**
Comportement : tête en arrière due à douleur du cou . . . . . **Gossypium**
Comportement : toujours un foulard devant bouche et nez . **Rumex crispus**
Comportement : très irritable après coït. . . . . **Selenium**
Comportement : triste. . . . . **Hypericum perforatum**
Comportement : triste + capricieux + trouve que le temps va trop vite . . . . **Cocculus indicus**
Comportement : triste + désespéré + insomniaque + rumine la nuit . . . . **Selenium**
Comportement : triste + impressionnable + ne supporte pas la conversation . . . . **Ammonium carbonicum**
Comportement : triste + rumine idées de mort. . . . . **Agnus castus**
Comportement : triste + soupire + tremble + irritable + peur de tout . . . . **Iberis amara**
Comportement : triste + taciturne + gémissant . . . . **Cactus grandiflorus**
Comportement : triste réservé . . . . **Eugenia jambosa**
Comportement : veut toujours manger chaud . . . . **Sabadilla**
Comportement : vexation profonde . . . . **Staphysagria**
Comportement : violent . . . . **Stramonium**
Comportement : violent (avec coups). . . . . **Cimex lectularius**
Comportement : vomit l'eau alors que le vin passe très bien . **Bismuthum**
Comportement bébé : grincheux + veut être porté dans les bras . . . . **Benzoïc acid**

Comportement bébé : hurle la nuit car diarrhée douloureuse (calme le jour) .... **Jalapa**

Comportement femme : redoute les rapports + tristesse + palpitations .... **Agnus castus**

Concentration : étourderies grammaticales .... **Cereus serpentinus**

Condylomes .... **Sabina**

Confiance en soi : manque .... **Cyclamen**

Congestion : hépatique et portale..................... **Cupressus lawsoniana**

Congestion : oculaire douloureuse..................... **Guarea**

Congestion : oreille interne .... **Cupressus lawsoniana**

Congestion : pulmonaire .... **Ethyl sulfur dichlroratum**

Congestion : pulmonaire (base G, sujet très âgé)......... **Antimonium sulfur aureum**

Conjonctivite avec chemosis .... **Guarea**

Conjonctivite importante .... **Thallium aceticum**

Constipation .... **Allium sativum**

.... **Carduus marianus**

.... **Symphoricarpus**

Constipation (enfant) : avec selle noirâtre .... **Senna**

Constipation : aggrave le prurit .... **Dolichos pruriens**

Constipation : avec prurit sans éruption............... **Dolichos pruriens**

Constipation : avec selles noirâtres fétides............. **Carbolic acid**

Constipation : chronique .... **Physostigma**

Constipation : du voyageur............................ **Platina**

Constipation : infantile + faiblesse + prêt à s'évanouir .... **Senna**

Constipation : persistante + maux de tête.............. **Fucus vesiculosus**

Constipation ou diarrhée : avec selles décolorées .... **Stellaria media**

Contractures musculaires (avec besoin de s'étirer) .... **Angustura**

Convulsions .... **Stramonium**

Coqueluche.. **Drosera**

.... **Mephitus putorius**

Corps : raidi .... **Lithium carbonicum**

Corps : raidi avec fourmillements .... **Solanum nigrum**

Corps : refroidi...................................... **Mica**

Corps : sensation de contusions .... **Ruta graveolens**

Coryza : allergique................................... **Sabadilla**

Coryza : aqueux .... **Aristolochia clematis**

Coryza : aqueux + allergie à l'herbe .... **Ambrosia Artemisaefolia**

Coryza : aqueux abondant surtout narine droite.......... **Solanum nigrum**
Coryza : avec éternuements .... **Mucor mucedo**
Coryza : avec nez bouché............................ **Glycerinum**
Coryza : chronique + sécrétion épaisse et abondante...... **Penthorum**
Coryza : chronique aggravé par l'humidité .... **Lemna minor**
Coryza : côté gauche coulant en arrière + crache jaune
avec salive irritante............................... **Mercurius biiodatus**
Coryza : spasmodique + prurit (narines, palais, oreilles)... **Arundo donax**
Coryza : subaigu + extension trompe d'Eustache .... **Penthorum**
Cou : engourdi + craque + douleur occiput pouvant
donner migraine .... **Niccolum**
Cou : raide et dévié d'un côté + douleur irradiant vers gorge.. **Lachnantes**
Courbatures (membres, colonne vertébrale, lombes)...... **Ruta graveolens**
Courbatures des muscles .... **Bellis perennis**
Crampes .... **Physostigma**
Crampes : dans le haut des jambes en marchant .... **Carbolic acid**
Crampes : dans les jambes dès le coucher .... **Menyanthes**
Crampes : dans les pieds la nuit...................... **Eugenia jambosa**
Crampes : des doigts et surtout du pouce............... **Anagallis arvensis**
Crampes : des écrivains .... **Picric acid**
Crampes : des mains et des pieds...................... **Bismuthum**
Crampes : des membres .... **Ricinus**
Crampes : des membres et de la nuque .... **Viburnum opulus**
Crampes : des membres et du rectum.................. **Ricinus**
Crampes : des pieds .... **Fraxinus americanus**
Crampes : utérines .... **Viburnum opulus**
Crevasses : bout des doigts.......................... **Sarsaparilla**
Croissance : problèmes de calcification .... **Conchiolinum**
Cyanose : aggravée assis .... **Laurocesarus**
Cystite **Pareira brava**
Cystite : à répétition .... **Aristolochia clematis**
Cystite : après accouchement......................... **Populus tremuloïdes**
Cystite : après opération voies urinaires................ **Populus tremuloïdes**
Cystite : avec douleurs intolérables fin de miction........ **Sarsaparilla**
Cystite : chronique + hyperuricémie .... **Spirea ulmaria**

****

Décalage horaire.................................. **Cocculus indicus**
Décalcification .... **Parathyroïdinum**

Déception (dans le travail ou les sentiments)	**Staphysagria**
Déformations rhumatismales	**Actea spicata**
Déglutition : difficile + haleine fétide	**Carbolic acid**
Déglutition : douloureuse	**Bromium**
Déglutition : pénible + langue sèche	**Ailanthus glandulosa**
Délire	**Sabadilla**
	Solanum nigrum
	Stramonium
Délire de persécution	**Amphetaminum sulfuricum**
Delirium tremens	**Stramonium**
Dents : cariées très tôt + sensibles au froid + fistules qui suppurent	**Fluoric acid**
Dents : caries précoces	**Staphysagria**
Dents : douloureuses + soulagées par froid	**Bismuthum**
Dents : hémorragie trop longue après extraction	**Trillium pendulum**
Dents : maux aggravés par tabac	**Clematis erecta**
Dents + tempes : douloureuses + sueur du front	**Actea spicata**
Dents enfant : cariées à peine sorties	**Kreosotum**
Dépression : après angoisse irritable	**Amphetaminum sulfuricum**
Dépression : due à cycle excitation / frustration	**Platina**
Dépression : tendance	**Lathyrus**
Dépression + anorexie mentale	**Mica**
Dépression + baisse énergie vitale entraînant impuissance	**Agnus castus**
Dépression + somnolence	**Phenobarbital**
Déprime	**Cyclamen**
Déprime : avant les règles	**Bromium**
Déprime : avec peur d'avoir à bouger	**Caladium seguinum**
Déprime : avec tendance à rester couché	**Caladium seguinum**
Déprime : physique et mentale après abus tabac	**Caladium seguinum**
Déprime : physique et mentale après excès sexuels	**Caladium seguinum**
Déprime : recherche la solitude	**Capsicum**
Déprime + insomnies	**Nycterinia**
Déprime + pessimisme (rem. Fem.)	**Lac caninum**
Déprimé bien que dynamique	**Palladium**
Déprime ou excitation + fatigabilité	**Phenobarbital**
Déprime suicidaire	**Capsicum**
Désespoir : forme de suicide par anorexie	**Mica**
Désespoir : sans désir de vivre	**Rhus venenata**

Désintérêt de tout . . . . **Agaricus Muscarius**
Désintérêt pour la vie . . . . **Mica**
Désir d'alcool . . . . **Asarum europaeum**
. . . . **Capsicum**
Désir irrésistible de café . . . . **Angustura**
Détresse respiratoire . . . . **Ethyl sulfur dichlroratum**
Diabète consomptif (adjuvant) . . . . **Glycerinum**
Diaphragme : douleurs pinçantes . . . . **Bismuthum**
Diarrhée . . . . **Cistus canadensis**
. . . . **Mercurius biiodatus**
Diarrhée : alternée avec douleurs osseuses ou articulaires. . **Abrotanum**
Diarrhée : après coup de froid au vent . . . . **Agraphis Nutans**
Diarrhée : avec aggravation de la soif . . . . **Bismuthum**
Diarrhée : avec coliques + brûlure anale . . . . **Angustura**
Diarrhée : avec prolapsus . . . . **Aralia racemosa**
Diarrhée : avec prolapsus rectal + rectorragies + céphalée . **Leptandra**
Diarrhée : due à absorption boissons froides en été . . . . **Gratiola**
Diarrhée : due aux boissons . . . . **Fluoric acid**
Diarrhée : en buvant du lait . . . . **Niccolum**
Diarrhée : entraînant des céphalées . . . . **Leptandra**
Diarrhée : explosive + soulagement immédiat (vieillard) . . **Gambogia**
Diarrhée : fréquente + débilitante . . . . **Ailanthus glandulosa**
Diarrhée : incessante + coliques . . . . **Ricinus**
Diarrhée : pressante . . . . **Ceanothus americanus**
Diarrhée : pressante + liquide + répété + odeur fétide . . . . . **Hura brasiliensis**
Diarrhée : profuse . . . . **Cajuputum**
. . . . **Euphorbia resinifera**
Diarrhée : profuse + douleur ombilicale . . . . **Leptandra**
Diarrhée : verdâtre . . . . **Mezereum**
Diarrhée : verte + brûlante . . . . **Arundo donax**
Diarrhée : verte mousseuse + expulsion violente sans douleur abdominale . . . . **Gratiola**
Diarrhée chez hépatique : noire + fétide + douleur abdominale D + dorsalgie G. . . . . **Leptandra**
Diarrhée ou constipation : avec selles décolorées . . . . **Stellaria media**
Diarrhées : involontaires (femmes en couches) . . . . **Hyoscyamus**
Digestif : irritation avec goût amer + désir de café + éructations + coliques + diarrhée. . . . . **Angustura**
Digestif : irritation générale du tube. . . . . **Bismuthum**

Digestion : appétit changeant + nausées + pyrosis + vomissements + amertume bouche .... **Symphoricarpus**
Digestion : bouche amère + paresse intestinale .... **Phenobarbital**
Digestion : brûlures estomac + vomissements .... **Ricinus**
Digestion : coliques + ballonnements + gaz précédés de hoquet .... **Cajuputum**
Digestion : coliques + diarrhée + brûlure anale .... **Angustura**
Digestion : coliques + diarrhée incessante.............. **Ricinus**
Digestion : coliques abdominales brusques + sensibilité région ombilic .... **Viburnum opulus**
Digestion : coliques autour ombilic ou niveau rectum ou sigmoïde .... **Scrofularia**
Digestion : diarrhée en buvant du lait.................. **Niccolum**
Digestion : douleurs crampoïdes, tenaillantes vers le dos et hypogastre gauche .... **Momordica balsamina**
Digestion : douleurs stomacales........................ **Ruta graveolens**
Digestion : éructations .... **Angustura**
.... **Carbolic acid**
Digestion : éructations brûlantes améliorées par le café ... **Fagopyrum**
Digestion : état saburral du tube digestif .... **Glycyrrhiza**
Digestion : flatulences .... **Populus tremuloïdes**
Digestion : hyperchlorhydrie .... **Robinia**
Digestion : hyperchlorhydrie + signes asthmatiformes .... **Grindelia**
Digestion : intestin gargouille .... **Momordica balsamina**
Digestion : longue + renvois fétides.................. **Bismuthum**
Digestion : nausées.................................. **Populus tremuloïdes**
Digestion : spasme intestinal .... **Sarsaparilla**
Digestion : spasmes intestinaux améliorés en mangeant ... **Bovista**
Digestion : vomissements acides .... **Populus tremuloïdes**
Digestion : vomissements verdâtres.................... **Carbolic acid**
Diplopie .... **Agaricus Muscarius**
Doigts : bout épais, comme corné .... **Populus nigra**
Doigts : crevasses.................................... **Sarsaparilla**
Doigts : engelures très douloureuses .... **Agaricus Muscarius**
Doigts : rhumatisme + œdème phalanges distales (bout des doigts)................................ **Actea spicata**
Doigts : rhumatisme deuxième phalange .... **Polygonum aviculaire**
Doigts-orteils : hippocratisme (déformations) + ongles crochus..................................... **Laurocesarus**
Doigts-orteils : lésions douloureuses .... **Sarsaparilla**

Doigts-orteils-ongles : écrasement pulpe des doigts ...... **Hypericum perforatum**
Dorsalgie : se propage vers le bas de façon aiguë .... **Kalmia latifolia**
Dos : douleur du haut en bas + spasmes portant en arrière . **Angustura**
Dos : fatigue du bas du dos .... **Palladium**
Dos-lombes-os longs : douloureux.................... **Parathyroïdinum**
Dos-membres : douloureux .... **Abrotanum**
Douleur : à la déglutition .... **Bromium**
Douleur : abdomen................................ **Mercurius biiodatus**
Douleur : alternance droite/gauche (céphalée, angine, rhumatismes...) .... **Lac caninum**
Douleur : alternée avec éruption au même endroit........ **Urtica urens**
Douleur : arbre urinaire complet .... **Sarsaparilla**
Douleur : articulaire + rougeur + gonflement local .... **Sabina**
Douleur : articulaire améliorée par bains de mer même froids . **Stellaria media**
Douleur : articulaire mobile .... **Stellaria media**
Douleur : articulaire rhumatismale.................... **Stellaria media**
Douleur : articulation métacarpo-phalangienne du pouce .. **Hedeoma**
Douleur : articulations .... **Cimex lectularius**
Douleur : articulations (chondrocalcinose, goutte) .... **Conchiolinum**
Douleur : articulations au niveau cuisses ou quadriceps ... **Bellis perennis**
Douleur : articulations gonflées aggravée par l'effort ..... **Actea spicata**
Douleur : bas ventre .... **Actea spicata**
Douleur : brûlante du périnée à l'urètre................ **Petroselinum**
Douleur : canaux lacrymaux (tempe à oreille, profond dans orbite)................................... **Cinnabaris**
Douleur : cervicale .... **Lachnantes**
Douleur : cervicale vers omoplates + avec frisson + région cardiaque qui bat .... **Lachnantes**
Douleur : cordon spermatique droit .... **Clematis erecta**
Douleur : cou faisant porter la tête en arrière............ **Gossypium**
Douleur : coupante utérus côté droit, soulagée par selle ... **Palladium**
Douleur : crises toujours à la même heure.............. **Cedron**
Douleur : croisée + du gros orteil (hallux valgus) .... **Lithium carbonicum**
Douleur : croisée du genou.......................... **Ledum palustre**
Douleur : déchirantes + piquantes aggravées par mouvement ou contact .... **Actea spicata**
Douleur : des adhérences après chirurgie............... **Iris minor ou Iris tenax**
Douleur : des jambes .... **Cupressus lawsoniana**
Douleur : descend dans les cuisses, peut aller jusqu'au gland . **Pareira brava**

Douleur : descend de l'uretère dans testicule ou vulve (œdème possible) . . . . **Ocimum canum**
Douleur : digestive (crampoïde, tenaillante, vers le dos et hypogastre G) . . . . **Momordica balsamina**
Douleur : diverse (lumbago, thorax, gorge) qui disparaît avec arrivée des règles . . . . **Senecio**
Douleur : doigts, orteils, poignet, lombes . . . . **Actea spicata**
Douleur : dos (du haut en bas) avec spasmes le portant en arrière. . . . . **Angustura**
Douleur : du nombril au sein (surtout D) . . . . **Palladium**
Douleur : en arrière du genou G (en descendant escalier) . . **Helianthus**
Douleur : erratique petites articulations (orteils, doigts, poignets, chevilles) . . . . **Caulophyllum**
Douleur : extrémités des os longs avec gonflement (toucher douloureux) . . . . **Conchiolinum**
Douleur : frontale ou temporale, allant vers nuque et mâchoires . . . . **Kalmia latifolia**
Douleur : gastrique (brûlure) . . . . **Gambogia**
Douleur : gastrique aggravée par nourriture et boisson . . . . **Doryphora**
Douleur : gastrique améliorée en mangeant . . . . **Lithium carbonicum**
Douleur : gastrique sourde . . . . **Robinia**
Douleur : gastrique violente aggravée par le thé . . . . **Cupressus lawsoniana**
Douleur : gencives . . . . **Dolichos pruriens**
Douleur : globes oculaires . . . . **Scrofularia**
Douleur : gorge. . . . . **Doryphora**
Douleur : gorge (comme percée par vrille côté D). . . . . **Mercurius protoiodatus**
Douleur : gorge (surtout à G) . . . . **Sabadilla**
Douleur : gorge en avalant . . . . **Dolichos pruriens**
Douleur : gorge, foie, rate. . . . . **Primula obconica**
Douleur : goutteuse . . . . **Aurum muriaticum natronatum**
Douleur : goutteuse (gros orteil gonflé) . . . . **Ledum palustre**
Douleur : goutteuse épaules et bras . . . . **Anagallis arvensis**
Douleur : hanche D. . . . . **Kali carbonicum**
Douleur : hanche D et ovaire D . . . . **Erigeron**
Douleur : hanche G chez pléthorique, gros mangeur de viande . **Allium sativum**
Douleur : intense des terminaisons nerveuses (par piqûres objets pointus) . . . . **Hypericum perforatum**
Douleur : intolérable la nuit + aggravée au moindre contact . . **Manganum**

Douleur : lombaire + pertes séminales sans érection . . . . . . **Cobaltum**
Douleur : membres + dos . . . . **Abrotanum**
Douleur : membres, surtout à D . . . . **Rhododendron**
Douleur : mentruelle avec règles profuses . . . . **Momordica balsamina**
Douleur : muscles fléchisseurs . . . . **Scrofularia**
Douleur : narines . . . . **Arum triphyllum**
Douleur : névritique (nerfs) + parésie . . . . **Carboneum sulfuratum**
Douleur : ombilicale due à diarrhée profuse . . . . **Leptandra**
Douleur : os longs ou dos ou lombes . . . . **Parathyroïdinum**
Douleur : osseuse ou articulaire alternée avec diarrhée . . . . **Abrotanum**
Douleur : ovaire G . . . . **Ustilago maydis**
Douleur : par intolérance à la pression ou au froid humide . **Guaiacum**
Douleur : périodique mains + pieds (plutôt côté D) . . . . **Cedron**
Douleur : petit bassin . . . . **Carbolic acid**
Douleur : petites articulations (doigts déformés, rétractés) . **Guaiacum**
Douleur : petites articulations + uricémie . . . . **Lithium carbonicum**
Douleur : pinçante au niveau diaphragme . . . . **Bismuthum**
Douleur : plante du pied qui remonte jusqu'au genou . . . . . **Lithium carbonicum**
Douleur : poitrine + baisse de sensibilité du tronc . . . . **Populus nigra**
Douleur : poitrine + toux + gorge irritée . . . . **Guarea**
Douleur : précordiale . . . . **Caulophyllum**
Douleur : précordiale + palpitations . . . . **Lithium carbonicum**
Douleur : rate + au niveau fausses côtes + et entre vertèbres . **Theridion**
Douleur : région foie . . . . **Myrica cerifera**
Douleur : région foie + région dos correspondante . . . . **Leptandra**
Douleur : rein droit . . . . **Sarsaparilla**
Douleur : remonte de l'estomac vers la gorge par le sein gauche . . . . **Rumex crispus**
Douleur : rénale droite + selles involontaires (femmes âgées) . **Equisetum**
Douleur : rhumatismale . . . . **Actea spicata**
Douleur : rhumatismale deuxièmes phalanges doigts . . . . . **Polygonum aviculaire**
Douleur : rhumatismale erratique + engourdissement . . . . . **Kalmia latifolia**
Douleur : rhumatismale poignets (surtout le D) . . . . **Actea spicata**
Douleur : rongeante de l'estomac . . . . **Abrotanum**
Douleur : sacro-lombaire vers pubis + face antérieure des cuisses . . . . **Sabina**
Douleur : sacrum + coccyx . . . . **Gambogia**
Douleur : sein G jusqu' au bras et aux doigts . . . . **Asterias rubens**
Douleur : sein G jusqu' au bras et aux doigts . . . . **Lithium carbonicum**

Douleur : sein quand l'autre allaite .... **Borax**
Douleur : seins (surtout le G) + sensibles à la pression .... **Bromium**
Douleur : seins avant les règles .... **Lac caninum**
Douleur : sous maxillaire D (comme arête plantée)....... **Dolichos pruriens**
Douleur : stomacale, tard après le repas................ **Parathyroïdinum**
Douleur : tempes-dents + sueur du front .... **Actea spicata**
Douleur : tendance à remonter........................ **Eupatorium purpureum**
Douleur : tendon d'Achille + craquements des articulations.. **Benzoïc acid**
Douleur : testicule D............................... **Clematis erecta**
Douleur : testicule D, surtout couché sur côté D .... **Clematis erecta**
Douleur : tête + yeux + oreilles .... **Mercurius protoiodatus**
Douleur : thoracique............................... **Pothos foetida**
Douleur : thoracique (jusqu'aux omoplates) qui coupent le souffle .... **Kalmia latifolia**
Douleur : thoracique vers les épaules................. **Comocladia**
Douleur : urétrale + écoulement liquide translucide ...... **Spirea ulmaria**
Douleur : urétrale dans testicule D (avec écoulement éventuel) . **Cobaltum**
Douleur : utérine droite vers sein D ou G.............. **Murex purpurea**
Douleur : variée, profonde ou superficielle .... **Caulophyllum**
Douleur : vers col de vessie + région ovaires........... **Hydrocotyle asiatica**
Douleur : vésicule.................................. **Carduus marianus**
Douleur : violente autour trachée (asthme possible) ...... **Scrofularia**
Douleur pouce : tiraillante + spasmodique + impotence fonctionnelle + refroidissement local............... **Hedeoma**
Duodénum : ulcère.................................. **Symphytum**
Dysenterie + ballonnement............................ **Erigeron**
Dysidrose (proche eczéma, éruption de vésicules mains-pieds) **Anagallis arvensis**
Dysmétrie (troubles amplitude des mouvements) .... **Agaricus Muscarius**
Dysphagie : à sec .... **Mercurius protoiodatus**
Dyspnée (problèmes respiratoires)..................... **Arundo donax**
Dyspnée : aggravée assis .... **Laurocesarus**
Dyspnée : avec expectoration......................... **Mucor mucedo**
Dyspnée : de Cheyne-Stokes .... **Grindelia**
Dyspnée : soulagée en allant à la selle................. **Pothos foetida**
Dysurie : + douleur vers vessie + incontinence possible ... **Hedeoma**
Dysurie : + hématurie............................... **Erigeron**
Dysurie : par hypertrophie prostate .... **Sabal serrulata**

****

Ecchymoses .... **Bellis perennis**
Éclampsie (HTA de la femme enceinte).......... **Spirea ulmaria**
Écoulements fétides .... **Echinacea**
Eczéma .... **Berberis aquifolium**
Eczéma : derrière les oreilles .... **Arundo donax**
Eczéma : éruption .... **Selenium**
Eczéma : fétide + cheveux agglutinés par suintement des croûtes .... **Vinca minor**
Eczéma : paupières supérieures (spécialement) .... **Carbolic acid**
Eczéma : séborrhéique + pelade en plaques possible .... **Vinca minor**
Eczéma : solaire (chez naturistes) .... **Muriatic acid**
Eczéma : suintant sur visage + nuque + paupières .... **Primula obconica**
Eczéma : visage + mains .... **Hypericum perforatum**
Éjaculation : douloureuse quand coït possible .... **Sabal serrulata**
Éjaculation : précoce .... **Selenium**
Éjaculation : trop rapide qui ne tient pas l'érection + psychasthénique .... **Selenium**
Émotions : le fait frissonner .... **Asarum europaeum**
Émotivité .... **Ambra Grisea**
Émotivité importante .... **Mucor mucedo**
Endocardite .... **Cactus grandiflorus**
Enfant (jeune) : stimulant de l'appétit .... **Alfalfa**
.... **Avena sativa**
Enfant (petit garçon) : poussées mamelonnaires à la puberté .. **Murex purpurea**
Enfant (petite fille) : leucorrhée crémeuse + irritante .... **Cubeba**
Enfant : abdomen météorisé .... **Jalapa**
Enfant : acétonémie .... **Senna**
Enfant : agitation (clowns) .... **Absinthium**
Enfant : amygdalites .... **Euphorbia resinifera**
Enfant : cauchemar + perte urines en dormant .... **Equisetum**
Enfant : coliques (abdomen distendu par les gaz) .... **Senna**
Enfant : constipé + affaibli + prêt à s'évanouir .... **Senna**
Enfant : court tout le temps .... **Scutellaria**
Enfant : croissance + calcification .... **Conchiolinum**
Enfant : dents à peine sorties se carient .... **Kreosotum**
Enfant : diarrhée aqueuse ou selles minces + boueuses + douloureuses .... **Jalapa**
Enfant : douleur région hépatique + nausées + flatulences . **Jalapa**

Enfant : énurésie . . . . **Benzoïc acid**
Enfant : excité + agité + violent . . . . **Carboneum sulfuratum**
Enfant : haleine de pomme reinette . . . . **Senna**
Enfant : hurle avant d'uriner . . . . **Sarsaparilla**
Enfant : hurle la nuit car diarrhée douloureuse (calme le jour) . **Jalapa**
Enfant : hypertrophie des amygdales et/ou des végétations . **Agraphis Nutans (3CH)**
Enfant : impétigo de la face . . . . **Viola tricolor**
Enfant : inconscient du danger . . . . **Amphetaminum sulfuricum**
Enfant : langue lisse + vernissée + sèche + luisante . . . . **Jalapa**
Enfant : membres douloureux . . . . **Jalapa**
Enfant : mutisme infantile . . . . **Agraphis Nutans**
Enfant : plantes des pieds qui brûlent . . . . **Jalapa**
Enfant : pleure de douleur avant d'uriner . . . . **Rhus aromatica**
Enfant : rectum douloureux (diarrhée aqueuse ou selles minces + boueuses) . . . . **Jalapa**
Enfant : rhino-pharyngites . . . . **Euphorbia resinifera**
Enfant : se fait mal exprès . . . . **Carboneum sulfuratum**
Enfant : se frappe jusqu'à mutilation . . . . **Carboneum sulfuratum**
Enfant : terreurs nocturnes . . . . **Chloralum**
. . . . **Stramonium**
Enfant : terreurs nocturnes (lors éruptions dentaires) . . . . . **Solanum nigrum**
Enfant : visage cyanosé + glacé . . . . **Jalapa**
Engelures : très douloureuses . . . . **Agaricus Muscarius**
Engorgements (spécialement seins) . . . . **Bellis perennis**
Engourdissements . . . . **Physostigma**
Enrouement (suite à coup de froid) . . . . **Populus nigra**
Entorses . . . . **Bellis perennis**
Énurésie de l'enfant . . . . **Benzoïc acid**
Envie d'acidité . . . . **Arundo donax**
Envie de manger de la neige (sans envie d'eau ou de vin) . . **Crotalus cascavella**
Envie d'eau fraîche qui ne passe pas . . . . **Bismuthum**
Épigastre : palpation déclenche nausées . . . . **Carduus marianus**
Épilepsie . . . . **Absinthium**
Épilepsie (crises groupées) . . . . **Artémisia vulgaris**
Épilepsie : secousses commençant par la tête . . . . **Coriaria Myrtifolia**

Épistaxis : en se lavant figure et mains. . . . . **Ammonium carbonicum**
Épistaxis : par allergie à l'herbe. . . . . **Ambrosia Artemisaefolia**
Épistaxis ou hémorragie intestinale (pendant règles). . . . . . **Cinnamomum**
Epistaxis remplaçant les règles. . . . . **Erigeron**
Épithélium : croissance ou ulcération . . . . **Symphytum**
Épuisement (rêve de tout ce qu'il n'a pas fait). . . . . **Selenium**
Épuisement : + irritation anale après selles expulsées en force. . . . . **Gratiola**
Épuisement : + prostration (aggravé par conversation) . . . . **Doryphora**
Épuisement : après angoisse irritable. . . . . **Amphetaminum sulfuricum**
Épuisement : après avoir pu briller en public. . . . . **Palladium**
Épuisement : après maladie . . . . **Lathyrus**
Érections : incessantes + éjaculations épuisantes + désir insatiable + douleurs testiculaires . . . . **Picric acid**
Érections : violentes + prolongées + douloureuses . . . . **Picric acid**
Éructations . . . . **Angustura**
. . . . **Rumex crispus**
Éructations : acides. . . . . **Robinia**
Éructations : avec vomissements verdâtres . . . . **Carbolic acid**
Éructations : brûlantes améliorées par café . . . . **Fagopyrum**
Éruption + verrues : très prurigineuses. . . . . **Sabina**
Éruption cutanée sur mains + joues + visage . . . . **Lithium carbonicum**
Éruption vésiculeuse rouge sombre + cloques + bulles . . . . **Rhus venenata**
Erysipèle. . . . . **Euphorbia resinifera**
. . . . **Euphorbia resinifera**
Escarres ulcérées (sacrum, talons, genoux, orteils) . . . . **Paeonia**
Essoufflement. . . . . **Cajuputum**
Estomac : brûlures . . . . **Gambogia**
Estomac : brûlures + sensation de faim même après le repas. . **Berberis aquifolium**
Estomac : brûlures + vomissements. **Ricinus**
Estomac : brûlures améliorées penché en arrière. . . . . **Kalmia latifolia**
Estomac : douleur améliorée en mangeant. . . . . **Lithium carbonicum**
Estomac : douleur remontant vers gorge via sein gauche . . **Rumex crispus**
Estomac : douleurs (sourdes) . . . . **Robinia**
Estomac : douleurs aggravées par nourriture et boisson . . . **Doryphora**
Estomac : douleurs rongeantes. . . . . **Abrotanum**
Estomac : douleurs tard après le repas . . . . **Parathyroïdinum**

Estomac : douleurs violentes aggravées par thé.......... **Cupressus lawsoniana**
Estomac : douloureux.......... **Physostigma**
.... **Ruta graveolens**
Estomac : hyperchlorhydrie.......... **Robinia**
Estomac : hyperchlorhydrie avec signes asthmatiformes... **Grindelia**
Estomac : reçoit les aliments comme des pierres.......... **Crotalus cascavella**
Estomac : sensation de poids.......... **Bismuthum**
Estomac : spasmes gastriques.......... **Caulophyllum**
.... **Hyoscyamus**
Estomac : sténose pylorique.......... **Bismuthum**
Estomac : ulcère gastrique.......... **Mezereum**
.... **Symphytum**
État : affaiblissement général.......... **Glycerinum**
État : aller à la selle donne soif.......... **Capsicum**
État : bâille constamment + somnolant.......... **Cocculus indicus**
État : boire fait frissonner.......... **Capsicum**
État : de fatigue ou de faiblesse musculaire.......... **Picric acid**
État : de maigreur.......... **Calcarea hypophosphatica**
État : fatigue prédomine le matin.......... **Hedeoma**
État : fiévreux + assoiffé.......... **Badiaga**
État : frilosité extrême.......... **Cistus canadensis**
État : grave + comportement agité + irritable + plaintif.... **Muriatic acid**
État : infectieux.......... **Arum triphyllum**
État : infectieux grave.......... **Echinacea**
État : maladies débilitantes.......... **Avena sativa**
État : nauséeux + amélioré en fumant.......... **Eugenia jambosa**
État : nauséeux + haleine fétide.......... **Myrica cerifera**
État : ne peut ni manger ni boire (avale de travers la nuit).. **Mephitus putorius**
État : œdème dur de tout le corps.......... **Doryphora**
État : personnes grasses + sédentaires.......... **Ammonium carbonicum**
État : refroidissement par vagues successives (tête aux pieds) . **Heloderma**
Etat : sédentaire et gras.......... **Ammonium carbonicum**
Etat : sensibilité aux changements de temps.......... **Rhododendron**
Etat : souffre dès le réveil.......... **Mercurius biiodatus**
Etat : stupeur.......... **Melilotus**
État : très affaibli (cancéreux).......... **Cinnamomum**

État général : dégradé . . . . **Allium sativum**
. . . . **Echinacea**
Éternuements . . . . **Aralia racemosa**
. . . . **Gambogia**
Éternuements : + catarrhe nasal . . . . **Niccolum**
Éternuements : + coryza . . . . **Mucor mucedo**
Éternuements : améliorés par la chaleur. . . . . **Sabadilla**
Éternuements : avec nez rouge qui coule . . . . **Fagopyrum**
Éternuements : calme la toux . . . . **Senega**
Éternuements : spasmodiques + rhinorrhée . . . . **Sabadilla**
Éternuements : suivis de gorge serrée . . . . **Pothos foetida**
Éternuements : suivis d'épistaxis quand allergie à l'herbe. . **Ambrosia Artemisaefolia**
Étouffement : sensation de manque d'air . . . . **Ethyl sulfur dichlroratum**
Étouffement venant de la gorge . . . . **Iberis amara**
Évanouissement : facile . . . . **Hedeoma**
Éveil : stimule. . . . . **Amphetaminum sulfuricum**
Excitation extrême . . . . **Hyoscyamus**
Excitation physique . . . . **Absinthium**
Excitation psychique . . . . **Carboneum sulfuratum**
Excitation sexuelle . . . . **Carboneum sulfuratum**
Excroissance osseuse . . . . **Hekla lava**
Exhibitionnisme . . . . **Hyoscyamus**
Exocervicite . . . . **Hydrocotyle asiatica**
Exophtalmie . . . . **Fucus vesiculosus**
Exostoses : mâchoires . . . . **Hekla lava**
Expectoration : bleuâtre . . . . **Arundo donax**
Expectoration : crachat odeur infecte. . . . . **Cubeba**
Expectoration : crache + mouche beaucoup + toux sèche possible . . . . **Rumex crispus**
Expectoration : difficile + toux sèche. . . . . **Arsenicum iodatum**
Expectoration : difficile après lever + déclenchée par air froid. . . . . **Allium sativum**
Expectoration : épaisse + purulente . . . . **Penthorum**
Expectoration : gluante + spumeuse + tachée de sang . . . . . **Ammonium carbonicum**

Expectoration : importante + tousse + crache du sang..... **Trillium pendulum**
Expectoration : impossible........................... **Senega**
Expectoration : mucus bronchique + toux.............. **Badiaga**
Expectoration : noie le malade....................... **Ethyl sulfur dichlroratum**
Expectoration : sanguinolente + en gelée + au moindre effort. **Laurocesarus**
Extrémités : blessures doigts (pulpe), orteils, ongles...... **Hypericum perforatum**
Extrémités : cyanosées............................... **Laurocesarus**
Extrémités : cyanosées + glacées..................... **Ammonium carbonicum**
.... **Heloderma**
Extrémités : peu sensibles aux pincements ou piqûres..... **Populus nigra**
Extrémités : refroidies.............................. **Angustura**
.... **Cocculus indicus**
Extrémités : tremblent............................... **Doryphora**

****

Faiblesse : a du mal à tenir la tête droite.............. **Abrotanum**
Faiblesse : générale................................. **Glycerinum**
Faiblesse : importante + amaigrissement intense
(surtout membres inférieurs)......................... **Abrotanum**
Faiblesse : musculaire + avec incoordination motrice..... **Physostigma**
Faim : canine revenant deux heures après repas.......... **Calcarea hypophosphatica**
Faim : de loup + dévore à toute vitesse................ **Oleander**
Faim : de loup très vite calmée....................... **Menyanthes**
Faim : inhabituelle + vite apaisée.................... **Petroselinum**
Faim violente (avec sialorrhée et pyrosis).............. **Euphorbia resinifera**
Fatigue... **Parathyroïdinum**
.... **Selenium**
.... **Ustilago maydis**
Fatigue : + agitation + marche difficile................ **Parathyroïdinum**
Fatigue : + céphalée en bandeau douloureux + pensée difficile. **Carbolic acid**
Fatigue : + faiblesse musculaire....................... **Picric acid**
Fatigue : après long voyage (courbatures).............. **Bellis perennis**
Fatigue : asthénie importante......................... **Mucor mucedo**
Fatigue : générale + défaillance sexuelle............... **Sabal serrulata**
Fatigue : intense + trempé de sueur + essoufflé.......... **Calcarea hypophosphatica**

Fatigue : prédomine le matin . . . . **Hedeoma**
Fatigue + difficulté à se tenir droit . . . . **Hydrocotyle asiatica**
Fibrome . . . . **Fraxinus americanus**
. . . . **Thuya Lobbii**
Fibrome (non hémorragique) : limite le développement . . . **Aurum muriaticum natronatum**
Fibrome : + ménorragies ou métrorragies (remède d'urgence) . **Drymis**
Fibrome : hémorragique . . . . **Aurum muriaticum kalinatum**
Fibrome : jets de sang au moindre mouvement . . . . **Trillium pendulum**
Fièvre . . . . **Ailanthus glandulosa**
. . . . **Allium sativum**
. . . . **Doryphora**
. . . . **Primula obconica**
Fièvre : dans crise de goutte ou avec hyperuricémie . . . . . . **Urtica urens**
Fièvre + soif . . . . **Badiaga**
Fièvre puerpérale . . . . **Echinacea**
Fièvre puerpérale (+ rétention purulente). . . . . **Echinacea**
Fissure anale . . . . **Paeonia**
Fistule anale . . . . **Paeonia**
Flatulences . . . . **Populus tremuloïdes**
Flatulences spasmodiques . . . . **Cajuputum**
Foie : améliore le système porte . . . . **Carduus marianus**
. . . . **Leptandra**
Foie : ascite. . . . . **Apocynum cannabinum**
Foie : cirrhose hépatique (avec ou sans ictère). . . . . **Aurum muriaticum natronatum**
Foie : congestion hépatique ou portale. . . . . **Cupressus lawsoniana**
Foie : diarrhée noire + fétide + douleur abdominale D + dorsalgie G . . . . **Leptandra**
Foie : douleurs région hépatique . . . . **Agaricus Muscarius**
. . . . **Myrica cerifera**
. . . . **Primula obconica**
Foie : douleurs transversales + aggravées couché côté G . . **Carduus marianus**
Foie : gros . . . . **Dolichos pruriens**
Foie : gros + congestif + sensible à la pression . . . . **Stellaria media**
Foie : gros + mou ou dur + lobe gauche sensible. . . . . **Carduus marianus**
Foie : gros + sensible au palper . . . . **Senna**
Foie : hépatite ou séquelles de . . . . **Myrica cerifera**

Foie : ictère . . . . **Myrica cerifera**
Foie : ictère + lithiase biliaire + prurit nocturne
+ grande apathie . . . . **Carduus marianus**
Foie : ictères viraux ou microbiens . . . . **Carduus marianus**
Foie : jaunisse (ictère) . . . . **Myrica cerifera**
Foie : jaunisse + selles noires-goudron . . . . **Leptandra**
Foie : palpation déclenche nausées . . . . **Carduus marianus**
Foie : prurit sur régions pileuses chez hépatique . . . . **Fagopyrum**
Foie : région hépatique sensible . . . . **Iberis amara**
Foie : très gros (par intempérance) . . . . **Selenium**
Foie : troubles généraux . . . . **Fumaria**
Foie : troubles hépato-vésiculaires . . . . **Dolichos pruriens**
Fractures : accélère le cal osseux . . . . **Symphytum**
Fractures : spontanées . . . . **Parathyroïdinum**
Frigidité féminine . . . . **Damiana**
Frilosité . . . . **Carboneum sulfuratum**
Frilosité extrême . . . . **Arsenicum iodatum**
. . . . **Asarum europaeum**
. . . . **Cistus canadensis**
. . . . **Silicea**
Frissons (surtout couché) . . . . **Cimex lectularius**
Frissons : dus à décharge bactérienne . . . . **Echinacea**
Froid intense : sensation de . . . . **Heloderma**
. . . . **Menyanthes**

****

Galactorrhée . . . . **Lac caninum**
. . . . **Salvia officinalis**
Ganglions (du cou) : tuméfiés et durs . . . . **Hekla lava**
Ganglions : chaînes ganglionnaires engorgées . . . . **Echinacea**
Ganglions : parotidite . . . . **Bromium**
Ganglions : pathologies diverses . . . . **Scrofularia**
Ganglions : satellites infectés . . . . **Echinacea**
Ganglions axillaires (aisselles) : tuméfiés + noueux + durs . **Asterias rubens**
Ganglions lymphatiques : adénopathie . . . . **Cistus canadensis**
Ganglions sous maxillaires : durs à la pression . . . . **Bromium**
Gastrique : reflux gastro-duodénal . . . . **Grindelia**
Gastrite chronique . . . . **Gratiola**

Gaz douloureux angle splénique ou sigmoïde .... **Momordica balsamina**
Gencives : douloureuses........................... **Dolichos pruriens**
Gencives : rétractées + saignant facilement .... **Echinacea**
Gencives : saignent.............................. **Echinacea**
Gencives : tuméfiées + soulagées par froid .... **Bismuthum**
Génital : affections prostatiques...................... **Pareira brava**
Génital : apparition des règles calment signes prémenstruels. . **Asterias rubens**
Génital : arrivée des règles fait disparaître douleur thorax. . **Senecio**
Génital : arrivée des règles fait disparaître lumbago ...... **Senecio**
Génital : arrivée des règles fait disparaître mal de gorge . . . **Senecio**
Génital : atonie utérine............................ **Caulophyllum**
Génital : atonie utérine avec hémorragies (petits caillots noirs ou filaments) .... **Ustilago maydis**
Génital : atrophie testiculaire + difficulté d'érection ...... **Sabal serrulata**
Génital : atteinte ovarienne droite + prolapsus utérin + péritonite subaiguë .... **Palladium**
Génital : blennorragie............................ **Pareira brava**
.... **Sabina**
Génital : blennorragies à répétition .... **Agnus castus**
Génital : col utérin induré.......................... **Aurum muriaticum natronatum**
Génital : col utérin irrité + ulcéré + rouge + enflammé .... **Hydrocotyle asiatica**
Génital : congestion ovarienne...................... **Hedeoma**
Génital : contact vulvaire suscite désir (masturbation ou nymphomanie)............................. **Murex purpurea**
Génital : douleur coupante utérus côté D soulagée par selle . **Palladium**
Génital : douleur testicule D surtout couché de ce côté .... **Clematis erecta**
Génital : douleurs ovariennes vers le bas + vers sacrum-pubis + devant cuisses + le matin .... **Viburnum opulus**
Génital : douleurs urétrales dans testicule droit (avec parfois écoulement urétral)................. **Cobaltum**
Génital : exocervicite .... **Hydrocotyle asiatica**
Génital : exocervicite ulcérée + leucorrhée .... **Aurum muriaticum natronatum**
Génital : fétidité des pertes......................... **Kreosotum**
Génital : fibrome + ménorragies ou métrorragies (remède d'urgence)............................ **Drymis**
Génital : fibromes hémorragiques .... **Aurum muriaticum kalinatum**

Génital : fibromes non hémorragiques (limite le développement) . . . . . **Aurum muriaticum natronatum**
Génital : grande chaleur vaginale . . . . . **Hydrocotyle asiatica**
Génital : gros utérus . . . . . **Fraxinus americanus**
Génital : gros utérus + col saigne facilement + suinte . . . . . **Ustilago maydis**
Génital : hémorragies utérines . . . . . **Aurum muriaticum kalinatum**
. . . . . **Vinca minor**
Génital : hypersensibilité des organes + insatisfaction + frustration . . . . . **Platina**
Génital : infection homme ou femme . . . . . **Damiana**
Génital : inflammation chronique . . . . . **Gratiola**
Génital : kyste ovaire D (quand il est fonctionnel) . . . . . **Palladium**
Génital : kyste ovaire G . . . . . **Bromium**
Génital : kyste ovarien . . . . . **Bovista**
Génital : l'arrêt des règles donne des vertiges . . . . . **Sabina**
Génital : leucorrhée . . . . . **Grindelia**
Génital : leucorrhée (fillettes) crémeuse + irritante . . . . . **Cubeba**
Génital : leucorrhée + nymphomanie éventuelle . . . . . **Gratiola**
Génital : leucorrhée acide + agaçante + désir sexuel irritant . . **Robinia**
Génital : leucorrhée aqueuse + non irritante . . . . . **Fraxinus americanus**
Génital : leucorrhée blanche irritante + mauvaise odeur . . . **Carbolic acid**
Génital : leucorrhée brûlante . . . . . **Hedeoma**
Génital : leucorrhée corrosive + fétide + augmentation désir sexuel . . . . . **Sabina**
Génital : leucorrhée irritante + prurit vulvo-vaginal . . . . . **Hydrocotyle asiatica**
Génital : leucorrhée jaune qui s'arrête assise ou en marchant et reprend couchée . . . . . **Kreosotum**
Génital : leucorrhée prurigineuse, voire brûlante . . . . . **Hedeoma**
Génital : leucorrhée très corrosive + fétide . . . . . **Kreosotum**
Génital : lèvres gonflées + sensation de brûlure jusqu'aux cuisses . . . . . **Kreosotum**
Génital : métrite . . . . . **Hydrocotyle asiatica**
Génital : métrite + ménorragies ou métrorragies (remède d'urgence) . . . . . **Drymis**
Génital : métro-ovarite + ptose . . . . . **Hedeoma**
Génital : métrorragie . . . . . **Aurum muriaticum kalinatum**
. . . . . **Bovista**

Génital : métrorragie acide + agaçante + désir sexuel irritant. . **Robinia**
Génital : métrorragie de sang rouge brillant
+ épistaxis remplaçant règles . . . . **Erigeron**
Génital : mycoses inguinales + prépuce enflammé
+ verrues saignantes . . . . **Cinnabaris**
Génital : organes génitaux froids . . . . **Agnus castus**
Génital : organes sensibles au contact (+ chatouillements
internes ou externes). . . . . **Platina**
Génital : ovaires congestionnés + douloureux au mouvement . **Hedeoma**
Génital : ovaires durs + volumineux. . . . . **Aurum muriaticum natronatum**
Génital : ovaires sensibles + brûlants . . . . **Platina**
Génital : pertes séminales. . . . . **Viola tricolor**
Génital : pertes séminales aggravant l'état général
+ coupant les jambes . . . . **Cobaltum**
Génital : pesanteur testiculaire + épididymaire . . . . **Senecio**
Génital : présence de fibrome. . . . . **Thuya Lobbii**
Génital : prurit vulvaire . . . . **Hydrocotyle asiatica**
Génital : prurit vulvaire + leucorrhée irritante
+ arrêt de lactation . . . . **Urtica urens**
Génital : région augmentée de volume
+ soulagée par pression . . . . **Palladium**
Génital : seins douloureux pendant règles . . . . **Murex purpurea**
Génital : spermatorrhée . . . . **Cypripedium**
Génital : sperme émis sans éjaculation (fluide et transparent) . **Agnus castus**
Génital : testicule induré. . . . . **Aurum muriaticum natronatum**
Génital : ulcération syphilitique cuivre rouge
+ adénopathies satellites . . . . **Cinnabaris**
Génital : utérus dur. . . . . **Aurum muriaticum kalinatum**
Génital : utérus très volumineux (tout le petit bassin)
+ possibilité calcification . . . . **Aurum muriaticum natronatum**
Génital : vagin douloureux . . . . **Cypripedium**
Génital : verrues (condylomes) . . . . **Sabina**
Génital femme : règles pauvres . . . . **Agnus castus**
Génital homme : blennorragie avec excroissances sycotiques . **Sabina**
Génito-urinaire : affections prostatiques . . . . **Pareira brava**
Génito-urinaire : blennorragie . . . . **Pareira brava**

Genou : hydarthrose . . . . **Symphytum**
Genou : papules face interne qui grattent (surtout s'il fait chaud). . . . . **Helianthus**
Genou G : douleur à l'arrière (en descendant escalier) . . . . **Helianthus**
Genoux : flanchent (sensation d'insécurité). . . . . **Ruta graveolens**
Genoux : sensation de vent soufflant dessus . . . . **Cimex lectularius**
Gériatrie : action importante sur le cœur . . . . **Arsenicum iodatum**
Gériatrie : congestion pulmonaire (base G) . . . . **Antimonium sulfur aureum**
Gérontologie : chirurgie des vieillards . . . . **Populus tremuloïdes**
Gérontologie : vertiges du sujet âgé. . . . . **Bellis perennis**
Gingivite : chronique fétide . . . . **Mica**
Glaucome . . . . **Comocladia**
Goitre . . . . **Bromium**
Goitre : sans perturbations . . . . **Fucus vesiculosus**
Gorge : amygdales ulcérées ou chargées de membranes . . . **Echinacea**
Gorge : angine gangréneuse . . . . **Echinacea**
Gorge : angine grave. . . . . **Ailanthus glandulosa**
Gorge : brûlante . . . . **Crotalus cascavella**
Gorge : chatouillement qui fait tousser . . . . **Rumex crispus**
Gorge : contractions + suffocation venant du thorax + palpitations carotides. . . . . **Cactus grandiflorus**
Gorge : douloureuse . . . . **Doryphora**
. . . . **Primula obconica**
Gorge : douloureuse (surtout à G) . . . . **Sabadilla**
Gorge : douloureuse en avalant . . . . **Dolichos pruriens**
Gorge : encombrement + expectoration + dysphagie. . . . . . **Viola tricolor**
Gorge : enrouement . . . . **Selenium**
Gorge : irritée . . . . **Antimonium sulfur aureum**
. . . . **Bromium**
. . . . **Cubeba**
. . . . **Fagopyrum**
. . . . **Guarea**
Gorge : mononucléose infectieuse . . . . **Ailanthus glandulosa**
Gorge : oedématiée. . . . . **Ailanthus glandulosa**
Gorge : pique de façon angoissante . . . . **Echinacea**
Gorge : qui se serre après éternuements. . . . . **Pothos foetida**
Gorge : se racle le pharynx sans cesse . . . . **Arum triphyllum**

Gorge : sèche .... **Cistus canadensis**
.... **Lemna minor**
Gorge : sèche (dysphagie à sec)........................ **Mercurius protoiodatus**
Gorge : sèche + langue sèche........................ **Gambogia**
Gorge : sèche + narines brûlantes..................... **Populus nigra**
Gorge : sensation d'étranglement en avalant .... **Cajuputum**
Gorge : serrée + sensation de gonflement .... **Arum triphyllum**
Gorge : spasmes musculaires .... **Hyoscyamus**
Gorge : tuméfiée................................... **Ailanthus glandulosa**
Gorge-bouche : goût de pourriture le matin............ **Lemna minor**
Goût : amer en bouche .... **Carduus marianus**
Goût : métallique en bouche......................... **Bismuthum**
Goutte .... **Aurum muriaticum natronatum**
.... **Benzoïc acid**
.... **Conchiolinum**
.... **Harpagophytum**
.... **Rhododendron**
.... **Spirea ulmaria**
Goutte : + fièvre................................... **Urtica urens**
Goutte : + nodosités .... **Sabina**
Goutte : douleur épaules + bras .... **Anagallis arvensis**
Goutte : gonflement du gros orteil.................... **Ledum palustre**
Gravelle .... **Sarsaparilla**
Grossesse (début) : menace d'avortement .... **Viburnum opulus**
Grossesse : développement de grosses varices........... **Millefolium**
Grossesse : marche difficile car sensation spasme utérin... **Bellis perennis**
Grossesse : métrorragies............................ **Sabina**
Grossesse : remède souverain dans menace d'avortement.. **Sabina**
Grossesse : vomissements incoercibles .... **Symphoricarpus**

****

Haleine : de pomme reinette chez l'enfant.............. **Senna**
Haleine : fétide + déglutition difficile .... **Carbolic acid**
Haleine : fétide + état nauséeux .... **Myrica cerifera**
Hallucinations (delirium tremens) .... **Stramonium**
Hallucinations : illusions ou bruits de voix + baisse visuelle .. **Chloralum**
Hallucinations auditives chez le vieillard............... **Crotalus cascavella**

Hallucinations tendant vers la fascination .... **Crotalus cascavella**
Hallucinations visuelles chez le vieillard............... **Crotalus cascavella**
Hallucinations visuelles effrayantes................... **Absinthium**
Hallucinations visuelles et auditives .... **Amphetaminum sulfuricum**
.... **Carboneum sulfuratum**
Hallux valgus .... **Hekla lava**
Hallux valgus : douleur gros orteil.................... **Lithium carbonicum**
Hanche D : douleur.................................. **Kali carbonicum**
Hanche et ovaire D : douleur .... **Erigeron**
Hanche G : douleur (chez pléthoriques, mangeurs de viande) . **Allium sativum**
Hanches : douleur.................................. **Drosera**
Hématurie.. **Rhus aromatica**
Hématurie avec dysurie .... **Erigeron**
Hémoptysie... **Allium sativum**
.... **Millefolium**
Hémorragie : chez femme enceinte (terme dépassé) ...... **Cinnamomum**
Hémorragie : dure trop longtemps après extraction dentaire . . **Trillium pendulum**
Hémorragie : intestinale ou épistaxis, pendant les règles. . . **Cinnamomum**
Hémorragie : post-partum, ou suite de chute .... **Cinnamomum**
Hémorragie vicariante (qui remplace une autre fonction) . . **Erigeron**
.... **Millefolium**
Hémorragies : de sang rouge (remède majeur) .... **Millefolium**
Hémorragies : en flot aux mouvements .... **Erigeron**
Hémorragies : libératoires .... **Melilotus**
Hémorragies : prurigineuses.......................... **Petroselinum**
Hémorragies : remplaçant les règles .... **Erigeron**
.... **Millefolium**
.... **Senecio**
Hémorragies : utérines .... **Vinca minor**
Hémorragies : variées................................ **Carduus marianus**
Hémorragies multiples : nez, poumon, intestin .... **Cinnamomum**
Hémorroïdes... **Scrofularia**
Hémorroïdes : brûlantes .... **Dolichos pruriens**
Hémorroïdes : douloureuses + bleuâtres + brûlantes ...... **Muriatic acid**
Hémorroïdes : peuvent saigner comme le nez .... **Erigeron**
Hémorroïdes : qui saignent (dues aux diarrhées)......... **Leptandra**
Hémorroïdes : saignantes + douloureuses + prolapsus .... **Scrofularia**
Hépatites et séquelles .... **Myrica cerifera**

Herpès : cloques prurigineuses ou piquantes	**Urtica urens**
Hoquet	**Cajuputum**
	Rumex crispus
Hoquet : à la moindre occasion, suivi de coliques, ballonnements et gaz	**Cajuputum**
Humeur : dépressive	**Agnus castus**
Humeur : maussade	**Palladium**
Humeur changeante	**Cenchris contortrix**
	Cobaltum
Humiliation	**Staphysagria**
Hydrocéphalie	**Apocynum cannabinum**
Hyperchlorhydrie	**Robinia**
Hyperchlorhydrie avec signes asthmatiformes	**Grindelia**
Hypersensibilité : à la lumière	**Artémisia vulgaris**
Hypersensibilité : à la musique	**Ambra Grisea**
Hypersensibilité : au bruit même minime	**Asarum europaeum**
Hypersensibilité : au froid	**Cereus serpentinus**
Hypersensibilité : aux bruits	**Scutellaria**
Hypersensibilité : aux odeurs	**Scutellaria**
Hypersensibilité : nerveuse	**Asarum europaeum**
Hypersensibilité aux changements de temps	**Rhododendron**
Hypersensibilité des organes génitaux + insatisfaction + frustration	**Platina**
Hypersensibilité générale	**Ambra Grisea**
	Capsicum
Hypersensibilité lombaire (homme) + excitation sexuelle permanente	**Ustilago maydis**
Hypersialorrhée	**Echinacea**
	Mezereum
Hypertension artérielle (H.T.A.)	**Amphetaminum sulfuricum**
	Aurum muriaticum natronatum
	Glycyrrhiza
Hypertrophie maxillaire inférieur	**Hekla lava**
Hyperuricémie	**Urtica urens**
	Lespedeza capitata (en B.D.)
Hyperuricémie : + cystite chronique	**Spirea ulmaria**

Hyperuricémie : avec fièvre .... **Urtica urens**
Hypocondrie .... **Lathyrus**
Hypothermie .... **Heloderma**

****

Ictère .... **Myrica cerifera**
Ictère + lithiase biliaire + prurit nocturne + grande apathie. **Carduus marianus**
Ictère viral ou microbien .... **Carduus marianus**
Immuno-déficience + épuisement .... **Echinacea**
Impétigo .... **Mezereum**
Impétigo (chez enfants paresseux) .... **Oleander**
Impétigo : de la face, surtout chez le jeune enfant .... **Viola tricolor**
Impuissance : + dépression + perte libido
+ vieillissement précoce .... **Agnus castus**
Impuissance : de tous ordres .... **Avena sativa**
Impuissance : due à dépression + baisse énergie vitale .... **Agnus castus**
Impuissance : malgré rêves lascifs .... **Cobaltum**
Incontinence : besoins urgents d'uriner .... **Cereus serpentinus**
Incontinence : urinaire chez les femmes âgées ...... **Equisetum**
.... **Rhus aromatica**
Incontinence : urinaire nocturne .... **Damiana**
Incontinence : urinaire première partie de nuit
(ne se réveille pas) .... **Chloralum**
Incoordination .... **Agaricus Muscarius**
Infection : à staphylocoques créant des excroissances
sycotiques .... **Sabina**
Infection : favorise suppuration, donc élimination .... **Echinacea**
Infection : génitale homme ou femme .... **Damiana**
Infection : grave (septicémie, angine gangréneuse,
anthrax, phlegmon) .... **Echinacea**
Infection : se généralise + complications (péritonite sur
appendicite, méningite sur otite, septicémie sur angine) . **Echinacea**
Infection : sévère, streptococcique .... **Ailanthus glandulosa**
Infection : suites maladies épuisantes .... **Lathyrus**
Infection : suites morsures insectes (dans pays chauds
et humides) .... **Echinacea**
Infection : urinaire .... **Rhus aromatica**
Inflammation conjonctives .... **Guarea**
Insécurité au niveau des genoux .... **Ruta graveolens**

Insensibilité au niveau du tronc . . . . **Populus nigra**
Insomnie . . . . **Amphetaminum sulfuricum**
Insomnie : chez déprimés et asthéniques . . . . **Nycterinia**
Insomnie : milieu de nuit . . . . **Cypripedium**
Instabilité d'équilibre en fermant les yeux . . . . **Lathyrus**
Insuffisance rénale : retentit sur cœur et poumon. . . . . **Ammonium carbonicum**
Intestin : active le péristaltisme . . . . **Allium sativum**
Intestin : ballonnements mobiles . . . . **Carboneum sulfuratum**
Intestin : gargouille. . . . . **Momordica balsamina**
Intestin : irritation + diarrhée en jet + violente colique . . . . **Rhus venenata**
Intestin : recto-colite hémorragique . . . . **Hura brasiliensis**
Intestin : remède des muqueuses . . . . **Cubeba**
Intestin : spasmes . . . . **Hyoscyamus**
. . . . **Palladium**
. . . . **Sarsaparilla**
Intestin : spasmes améliorés en mangeant . . . . **Bovista**
Intestin : stimule les fibres musculaires . . . . **Cactus grandiflorus**
Intestin grêle : maladie de Crohn . . . . **Hura brasiliensis**
Intolérance : exacerbée au bruit en général . . . . **Theridion**
Intolérance : ne supporte pas la taille serrée. . . . . **Bovista**
Intolérance : poisson, crustacés, crème fraîche . . . . **Phenobarbital**
Irresponsable . . . . **Fluoric acid**

****

Jalousie . . . . **Hyoscyamus**
Jambes : crampes aussitôt le coucher . . . . **Menyanthes**
Jambes : crampes haut des jambes en marchant. . . . . **Carbolic acid**
Jambes : croisées en dormant . . . . **Rhododendron**
Jambes : douleurs . . . . **Cupressus lawsoniana**
Jambes : faiblesse en se levant . . . . **Ruta graveolens**
Jambes : impatiences (malades sous neuroleptiques). . . . . . **Scutellaria**
Jambes : œdème . . . . **Badiaga**
Jambes : prurit important, aggravé par froid
+ en se déshabillant . . . . **Rumex crispus**
Jambes : sensation de légèreté extrême . . . . **Asarum europaeum**
Jambes : spasmes + mouvements tétaniformes . . . . **Ustilago maydis**

Jambes et mains : furoncles infectés avec odeur fétide .... **Muriatic acid**
Jambes et mains : lésions infectées (dues au soleil)....... **Muriatic acid**
Jaunisse (ictère) .... **Myrica cerifera**
Jaunisse : + lithiase biliaire + prurit nocturne
+ grande apathie .... **Carduus marianus**
Jaunisse : + selles noires-goudron .... **Leptandra**
Jaunisse : virale ou microbienne .... **Carduus marianus**

****

Kératose pilaire : cloques prurigineuses ou piquantes ..... **Urtica urens**
Kleptomanie .... **Absinthium**
Kystes aux ovaires .... **Bovista**
Kystes de l'ovaire D .... **Palladium**
Kystes de l'ovaire G .... **Bromium**

****

Lactation : arrête.................................... **Lac caninum**
Lactation : augmente .... **Ricinus**
.... **Urtica urens**
Laisser-aller moral et physique .... **Ammonium carbonicum**
Langue : blanche + papilles rouges .... **Allium sativum**
Langue : blanche ou noirâtre sur les bords............. **Bismuthum**
Langue : bords avec vésicules .... **Rhus venenata**
Langue : bords fissurés............................... **Anantherum**
Langue : brune + qui pique + bords rouges .... **Echinacea**
Langue : brune dans bouche qui brûle .... **Doryphora**
Langue : chargée en arrière + propre au bout........... **Hypericum perforatum**
Langue : chatouillement puis brûlure.................. **Lathyrus**
Langue : collée au palais par sensation de prurit .... **Sabadilla**
Langue : douloureuse + brûlante + paraissant gonflée..... **Guaiacum**
Langue : embarrassée.................................. **Stramonium**
Langue : enflée....................................... **Cajuputum**
Langue : épaisse .... **Carduus marianus**
Langue : fissurée...................................... **Arundo donax**
Langue : froide + sèche (déglutition difficile même de l'eau) . **Heloderma**
Langue : objectivement anesthésiée .... **Lathyrus**

Langue : recouverte enduit jaune .... **Berberis aquifolium**
.... **Leptandra**
Langue : rôtie + sèche + rouge au bord .... **Echinacea**
Langue : rouge + douloureuse .... **Arum triphyllum**
Langue : sèche + déglutition pénible .... **Ailanthus glandulosa**
Langue : sèche + gorge sèche.......... **Gambogia**
Langue : sèche + rouge + tout paraît chaud en bouche .... **Helianthus**
Langue : tremblante ressentie comme gonflée.......... **Absinthium**
Langue : violette.......... **Crotalus cascavella**
Larmoiement abondant (par courant d'air) .... **Guarea**
Larmoiement chaud .... **Eugenia jambosa**
Laryngite aiguë.......... **Bromium**
Larynx : atteint par bacille de Koch .... **Drosera**
Larynx : chatouillement .... **Antimonium sulfur aureum**
Larynx : chatouillement au coucher.......... **Drosera**
Larynx : enflammé .... **Drosera**
Latéralité : D. .... **Cenchris contortrix**
.... **Palladium**
Latéralité : G (spécifique rate) .... **Ceanothus americanus**
Latéralité : plutôt à D .... **Hekla lava**
Lèpre .... **Hura brasiliensis**
.... **Hydrocotyle asiatica**
Lésions mobiles de la peau.......... **Hydrocotyle asiatica**
Leucorrhée .... **Grindelia**
Leucorrhée : acide + agaçante + avec désir sexuel irritant. . **Robinia**
Leucorrhée : aqueuse, non irritante .... **Fraxinus americanus**
Leucorrhée : brûlante .... **Hedeoma**
Leucorrhée : corrosive et fétide + augmentation désir sexuel. . **Sabina**
Leucorrhée : couleur jaune, s'arrête assise ou en marchant, reprend couchée.......... **Kreosotum**
Leucorrhée : crémeuse et irritante (petites filles).......... **Cubeba**
Leucorrhée : irritante + fétide + corrosive .... **Kreosotum**
Leucorrhée : irritante + mauvaise odeur.......... **Carbolic acid**
Leucorrhée : irritante + prurit vulvaire et vaginal .... **Hydrocotyle asiatica**
Leucorrhée : prurigineuse, voire brûlante .... **Hedeoma**
Leucorrhée + nymphomanie.......... **Gratiola**
Lèvres : commissures labiales fendues .... **Echinacea**
Lèvres : craquelées.......... **Muriatic acid**
Lithiase biliaire.......... **Leptandra**

Lithiase biliaire + ictère + prurit nocturne + grande apathie. . . **Carduus marianus**
Lithiase rénale . . . . **Sarsaparilla**
Lombalgie + pertes séminales sans érection . . . . **Cobaltum**
Lombalgie aggravée assis + améliorée en marchant . . . . . . **Cobaltum**
Lombes-dos-os longs : douloureux . . . . **Parathyroïdinum**
Lumbago. . . . . **Sarsaparilla**
. . . . **Kalmia latifolia**
Lumbago : après le coït . . . . **Staphysagria**
Lymphangite aiguë + ganglions . . . . **Echinacea**

****

Mâchoire : exostoses . . . . **Hekla lava**
Mâchoire : maxillaire inférieur hypertrophié . . . . **Hekla lava**
Mâchoire droite : douleur type arête plantée . . . . **Dolichos pruriens**
Maigreur . . . . **Calcarea hypophosphatica**
Mains (dessus) : prurit insupportable . . . . **Scrofularia**
Mains (entre doigts) : éruption infectée ou oedémateuse ou pruriante ou papulovésiculaire . . . . **Primula obconica**
Mains : crampes doigts, surtout pouce . . . . **Anagallis arvensis**
Mains : éruption sèche ou vésiculeuse (paumes + doigts) . . **Anagallis arvensis**
Mains : impression de coupure main fermée . . . . **Caulophyllum**
Mains : pouce douloureux (articulation métacarpo-phalangienne) . . . . **Hedeoma**
Mains et jambes : furoncles infectés avec odeur fétide . . . . **Muriatic acid**
Mains et jambes : lésions infectées (dues au soleil). . . . . . . **Muriatic acid**
Mains-avant-bras : distension des veines + tendues comme des cordes . . . . **Calcarea hypophosphatica**
Mains-doigts : cloques . . . . **Primula obconica**
Mains-pieds : crampes . . . . **Bismuthum**
Mains-pieds : cyanosés. . . . . **Laurocesarus**
Mains-pieds : cyanosés + glacés . . . . **Heloderma**
Mains-pieds : démangeaisons. . . . . **Anagallis arvensis**
. . . . **Palladium**
Mains-pieds : douleurs périodiques (plutôt côté D) . . . . **Cedron**
Mains-pieds : dysidrose (proche eczéma) . . . . **Anagallis arvensis**
Mains-pieds : gelés. . . . . **Menyanthes**

Mains-pieds : glacés + bleus .... **Ammonium carbonicum**
Mains-pieds : glacés + céphalée épouvantable........... **Melilotus**
Mains-pieds : œdème + démangeaisons................ **Arundo donax**
Mains-pieds : refroidis .... **Angustura**
.... **Cocculus indicus**
Mains-pieds : rhumatisme inflammatoire.............. **Harpagophytum**
Mains-pieds : tremblants .... **Doryphora**
Mains-visage : eczéma .... **Hypericum perforatum**
Mal de Bright .... **Apocynum cannabinum**
Mal des transports, décalage horaire .... **Cocculus indicus**
Maladie de Crohn (inflammation intestin grêle) .... **Hura brasiliensis**
Maladies débilitantes (alcoolisme en particulier)......... **Avena sativa**
Maladresse manuelle .... **Agaricus Muscarius**
Manque de confiance en soi .... **Cyclamen**
Marche difficile .... **Parathyroïdinum**
Masturbation féminine incontrôlable .... **Origanum**
Maux de tête .... **Cereus serpentinus**
Membres : crampes .... **Ricinus**
Membres : douloureux surtout à droite .... **Rhododendron**
Membres : élancements (surtout petites articulations)..... **Ledum palustre**
Membres : faibles + refroidis .... **Bismuthum**
Membres : secousses quand il s'endort .... **Physostigma**
Membres : spasmes musculaires .... **Hyoscyamus**
Membres + nuque : crampes .... **Viburnum opulus**
Membres inférieurs : œdème .... **Apocynum cannabinum**
.... **Cactus grandiflorus**
.... **Pareira brava**
Membres inférieurs : parésie + contractures + tremblements.. **Lathyrus**
Membres inférieurs : peau douloureuse + rouge + brillante + prurigineuse .... **Manganum**
Membres-dos : douloureux........................... **Abrotanum**
Mémoire : défaillante .... **Oleander**
Mémoire : défaillante pour évènements récents.......... **Absinthium**
Mémoire : mauvaise + état ralenti .... **Guaiacum**
Mémoire : médiocre .... **Rhododendron**
Mental : symptômes aggravés la nuit.................. **Crotalus cascavella**
Métrite .... **Hydrocotyle asiatica**

Métrite + ménorragies ou métrorragies (remède d'urgence) . . **Drymis**
Métro-ovarite avec ptose . . . . **Hedeoma**
Métrorragie . . . . **Aurum muriaticum kalinatum**
. . . . **Bovista**
. . . . **Sabina**
Métrorragie : acide + agaçante + avec désir sexuel irritant . **Robinia**
Métrorragie : entrecoupée par leucorrhée . . . . **Erigeron**
Métrorragie : sang rouge brillant + épistaxis remplaçant règles . **Erigeron**
Migraine . . . . **Damiana**
Migraine : biliaire . . . . **Berberis aquifolium**
Migraine insupportable . . . . **Senna**
Mononucléose infectieuse . . . . **Ailanthus glandulosa**
Morosité . . . . **Cyclamen**
Morsures d'animaux enragés . . . . **Spirea ulmaria**
Muqueuses : gonflement . . . . **Apocynum cannabinum**
Muqueuses : respiratoires ou intestinales ou urinaires . . . . . **Cubeba**
Muscles : contractures (avec besoin de s'étirer) . . . . **Angustura**
Muscles : courbatus . . . . **Bellis perennis**
Muscles : en boules + se nouent . . . . **Angustura**
Muscles : faiblesse générale + incoordination motrice . . . . **Physostigma**
Muscles : spasmes . . . . **Menyanthes**
Muscles : tendus + raides . . . . **Angustura**
Muscles fléchisseurs : douleurs . . . . **Scrofularia**
Muscles lisses et circulaires : améliore . . . . **Cactus grandiflorus**
Mycoses : allergiques . . . . **Dermatophagoïdes pteronyssimus**
Mycoses : récidivantes + résistantes aux fongicides . . . . . . **Mucor mucedo (en doses)**
Myocarde : début de décompensation . . . . **Cactus grandiflorus**
Myocardite . . . . **Iberis amara**

****

Nausées . . . . **Populus tremuloïdes**
. . . . **Viburnum opulus**
Nausées : + vertiges en fermant les yeux . . . . **Theridion**
Nausées : + vomissements liquide très aigre . . . . **Robinia**
Nausées : + vomissements liquide verdâtre et acide . . . . . . **Carduus marianus**

Nausées : état nauséeux amélioré en fumant .... **Eugenia jambosa**
Nausées : insupportables .... **Senna**
Nausées : pendant les règles.......................... **Symphoricarpus**
Néphrite chronique................................ **Apocynum cannabinum**
Nerfs : douleurs intenses des terminaisons (par piqûres objets pointus) .... **Hypericum perforatum**
Nervosité.. **Hedeoma**
.... **Kreosotum (en H.D.)**
Nervosité + sensibilité + sensualité .... **Cedron**
Neurasthénie : améliorée en restant au lit .... **Hedeoma**
Névralgie : crises toujours à la même heure............ **Cedron**
Névralgie : cubitale fourmillante + engourdissante .... **Kalmia latifolia**
Névralgie : faciale à droite .... **Kalmia latifolia**
Névralgie : faciale améliorée au chaud + en mangeant .... **Rhododendron**
Névralgie : faciale après extraction dentaire .... **Hekla lava**
Névralgie : fulgurante + en éclair + centrifuge + de haut en bas (avec pouls lent ou arythmique) .... **Kalmia latifolia**
Névrite .... **Carboneum sulfuratum**
Névrite : + peur de tomber en arrière.................. **Heloderma**
Nez : allergie à l'herbe............................ **Ambrosia Artemisaefolia**
Nez : besoin de se moucher sans cesse et sans résultat .... **Sticta pulmonaria**
Nez : bouché + coryza .... **Glycerinum**
Nez : bouché + toux sèche .... **Sticta pulmonaria**
Nez : bouché la nuit .... **Ammonium carbonicum**
Nez : bout du nez rouge .... **Vinca minor**
Nez : catarrhe nasal .... **Lemna minor**
Nez : catarrhe nasal + éternuements + douloureux à la racine + rouge .... **Niccolum**
Nez : chatouille.................................. **Bromium**
Nez : complètement bouché, doit respirer par la bouche ... **Arum triphyllum**
.... **Melilotus**
Nez : cornets oedémateux........................... **Lemna minor**
Nez : coryza + éternuements .... **Mucor mucedo**
Nez : coule épais.................................. **Ailanthus glandulosa**
Nez : coule purulent + fétide .... **Echinacea**
Nez : croûtes muco-purulentes + odeur fétide .... **Lemna minor**

Nez : écoulement excoriant .... **Arum triphyllum**
Nez : écoulement excoriant aggravé par éternuements .... **Arsenicum iodatum**
Nez : écoulement irritant + important .... **Aralia racemosa**
Nez : écoulement postérieur soulage la céphalée......... **Sticta pulmonaria**
Nez : écoulements améliorés par la chaleur............. **Sabadilla**
Nez : épistaxis en buvant .... **Antimonium sulfur aureum**
Nez : épistaxis en se lavant figure et mains .... **Ammonium carbonicum**
Nez : épistaxis remplaçant les règles .... **Erigeron**
Nez : hyperacuité odorat............................. **Carbolic acid**
Nez : irrité... **Antimonium sulfur aureum**
Nez : les ailes du nez battent .... **Ethyl sulfur dichlroratum**
Nez : mucus coule sans arrêt dans gorge .... **Cubeba**
Nez : narines douloureuses........................... **Arum triphyllum**
Nez : obstrué.. **Cubeba**
Nez : on s'écorche les narines jusqu'au sang............ **Arum triphyllum**
Nez : polype aggravé par l'humidité .... **Lemna minor**
Nez : prurit .... **Euphorbia resinifera**
Nez : qui saigne + douleur transfixiante (yeux vers racine nez) . **Millefolium**
Nez : racine semble pincée........................... **Lachnantes**
Nez : rouge + brillant .... **Rhus venenata**
Nez : rouge + qui coule .... **Actea spicata**
Nez : rouge + qui coule + éternuements................ **Fagopyrum**
Nez : saigne des filaments de sang noir .... **Crocus sativus**
Nez : saigne facilement .... **Crotalus cascavella**
Nez : sécrétions muqueuses .... **Euphorbia resinifera**
Nez : sensation sécheresse muqueuse (racine du nez) ..... **Sticta pulmonaria**
Nodosités : par la goutte............................ **Sabina**
Nodosités rhumatismales .... **Actea spicata**
Nostalgie.. **Capsicum**
Nuque + membres : crampes .... **Viburnum opulus**
Nymphomanie .... **Gratiola**

****

Odeur : aigre (vomissements, sueur, selles)............. **Robinia**
Odorat : en baisse jusqu'à l'anosmie .... **Lemna minor**

Odorat : hyper-acuité . . . . **Carbolic acid**
Odorat : perte . . . . **Antimonium sulfur aureum**
. . . . **Arundo donax**
Œdème . . . . **Apocynum cannabinum**
Œdème : chronique et généralisé + insuffisance thyroïdienne . **Doryphora**
Œdème : cornets nasaux . . . . **Lemna minor**
Œdème : généralisé . . . . **Apocynum cannabinum**
Œdème : gorge . . . . **Ailanthus glandulosa**
Œdème : jambes . . . . **Badiaga**
Œdème : localisé . . . . **Benzoïc acid**
Œdème : membres inférieurs . . . . **Cactus grandiflorus**
. . . . **Pareira brava**
Œdème : non inflammatoire + très dur . . . . **Doryphora**
Œdème : pulmonaire . . . . **Ethyl sulfur dichlroratum**
Œdème de Quincke . . . . **Phenobarbital**
Œsophage : améliore les fibres musculaires . . . . **Cactus grandiflorus**
Œsophage : brûlure . . . . **Spirea ulmaria**
Œsophage : paraît spasmé + sensation de brûlure + compression . . . . **Spirea ulmaria**
Œsophage : spasmes . . . . **Cajuputum**
. . . . **Ethyl sulfur dichlroratum**
Ongles : épaississement . . . . **Sabadilla**
Ongles : troubles trophiques . . . . **Anantherum**
Ongles + cheveux : sécheresse . . . . **Mucor mucedo**
Oppression : due à accumulation mucosité + respiration bruyante . . . . **Senega**
Oppression respiratoire . . . . **Actea spicata**
Oppressions post-prandiales : apaise . . . . **Fucus vesiculosus**
Oreille interne : congestion . . . . **Cupressus lawsoniana**
Oreilles : acouphènes . . . . **Carboneum sulfuratum**
Oreilles : bouchées + tête lourde + tempes qui battent . . . . . **Allium sativum**
Oreilles : bourdonnements . . . . **Cupressus lawsoniana**
Oreilles : eczéma . . . . **Scrofularia**
Oreilles : surdité pendant les règles + bourdonnements . . . . **Kreosotum**

Oreilles : trompe d'Eustache touchée par coryza aigu . . . . . **Penthorum**
Oreilles : trompes d'Eustache bouchées . . . . **Sabadilla**
Oreilles : ulcérations dans et autour du conduit auditif . . . . **Scrofularia**
Orgelets récidivants . . . . **Staphysagria**
Orteils : fissures entre, + peau qui se rétracte laissant apparaître racine de l'ongle . . . . **Eugenia jambosa**
Orteils-doigts (articulations) : gonflées + sensibles + nodosités . . . . **Lithium carbonicum**
Os (longs) : exostose + raideur articulaire . . . . **Mezereum**
Os (longs) : gonflement . . . . **Mezereum**
Os (longs) : nécrose . . . . **Mezereum**
Os (petits et crâniens) : exostoses . . . . **Fluoric acid**
Os (petits et crâniens) : lésions se nécrosant ou suppurant . **Fluoric acid**
Os : action sur cartilages de conjugaison . . . . **Conchiolinum**
Os : becs de perroquet . . . . **Hekla lava**
Os : calcifications tendineuses (adulte, sujet âgé) . . . . **Conchiolinum**
Os : cartilage + tendons . . . . **Ruta graveolens**
Os : consolidation fractures (accélération formation du cal) . **Symphytum**
Os : décalcification . . . . **Parathyroïdinum**
Os : douleur extrémités des os longs + gonflement limité + toucher douloureux (mou puis induré) . . . . **Conchiolinum**
Os : excroissances . . . . **Hekla lava**
Os : fractures spontanées . . . . **Parathyroïdinum**
Os : gonflement bout de diaphyse (jamais au milieu) . . . . . **Conchiolinum**
Os : nécrose osseuse . . . . **Hekla lava**
Os : ostéite + abcès possible . . . . **Conchiolinum**
Os : ostéites ou exostoses (excroissance osseuse) . . . . **Hekla lava**
Os : traumatismes sinusiens, périosités sur articulations . . . **Symphytum**
Os longs-dos-lombes : douloureux . . . . **Parathyroïdinum**
Ostéite . . . . **Hekla lava**
Ostéite : + abcès possible . . . . **Conchiolinum**
Ostéoporose . . . . **Parathyroïdinum**
Ostéosarcome . . . . **Hekla lava**
Otite . . . . **Capsicum**
Otite : séreuse (oreille moyenne pleine de liquide) . . . . **Agraphis Nutans**
Ouïe : en baisse alternant avec troubles oculaires . . . . **Guarea**
Ovaire D : kyste (quand ovaire fonctionnel) . . . . **Palladium**
Ovaire D + hanche D : douleur . . . . **Erigeron**
Ovaire G : douleur . . . . **Ustilago maydis**
Ovaire G : kyste . . . . **Bromium**

Ovaires : atteinte. . . . . **Palladium**
Ovaires : congestionnés, douloureux au mouvement. . . . . . **Hedeoma**
Ovaires : douleur + sensation poids dans bassin finissant
en lumbago . . . . **Gossypium**
Ovaires : douleur région ovaires vers col de vessie . . . . **Hydrocotyle asiatica**
Ovaires : douleurs vers le bas + sacrum-pubis + devant
cuisses (le matin) . . . . **Viburnum opulus**
Ovaires : durs + volumineux . . . . **Aurum muriaticum natronatum**
Ovaires : kystes. . . . . **Bovista**
Ovaires : métro-ovarite avec ptose . . . . **Hedeoma**
Ovaires : sensibles + brûlants. . . . . **Platina**
Oxalurie . . . . **Senna**

****

Palpitations . . . . **Amphetaminum sulfuricum**
Palpitations + irrégularité du pouls (souvent rapide) . . . . . . **Fagopyrum**
Palpitations cardiaques. . . . . **Aurum muriaticum natronatum**
Palpitations cardiaques : irrégulières s'il tousse ou rit. . . . . **Iberis amara**
Paludisme . . . . **Echinacea**
. . . . **Leptandra**
Paludisme : ancien + fièvre . . . . **Urtica urens**
Paludisme : rechutes. . . . . **Cedron**
Parésie . . . . **Carboneum sulfuratum**
Parésie . . . . **Physostigma**
Parésie : des membres inférieurs + contractures
+ tremblements. . . . . **Lathyrus**
Paresse intellectuelle . . . . **Carboneum sulfuratum**
Paresthésie . . . . **Physostigma**
Parotidite . . . . **Bromium**
Paupières : chalazion . . . . **Staphysagria**
Paupières : collées le matin . . . . **Euphorbia resinifera**
Paupières : démangeaisons. . . . . **Sabadilla**
Paupières : enflammées + allergie à l'herbe. . . . . **Ambrosia Artemisaefolia**

Paupières : inflammation .... **Euphorbia resinifera**
Paupières : qui grattent................................ **Sabadilla**
Paupières supérieures : eczéma .... **Carbolic acid**
Peau : abcès ou anthrax ou phlegmon ou états
infectieux graves.................................... **Echinacea (B.Dil. : 1ère ou 3ème** CH)
Peau : affections cutanées + état général grave .... **Echinacea**
Peau : angiomes .... **Fluoric acid**
Peau : chaude + oedémateuse........................ **Fagopyrum**
Peau : cicatrices chéloïdiennes........................ **Fluoric acid**
Peau : cloques prurigineuses ou piquantes.............. **Urtica urens**
Peau : craquelée + sèche + indurée + ulcérée
(visage, lèvre supérieure)........................... **Sarsaparilla**
Peau : crevasses du bout des doigts .... **Sarsaparilla**
Peau : croûtes épaisses + blanchâtres + purulentes .... **Mezereum**
Peau : cyanose aggravée assis .... **Laurocesarus**
Peau : cyanosée .... **Ethyl sulfur dichlro-ratum**
Peau : démangeaisons.................................... **Cistus canadensis**
.... **Selenium**
Peau : démangeaisons + odeur fétide + suintantes........ **Oleander**
Peau : démangeaisons avec frissons (surtout au lit)....... **Mezereum**
Peau : des pieds très sensible .... **Badiaga**
Peau : distendue + refroidie aux extrémités............. **Salvia officinalis**
Peau : ecchymoses .... **Bellis perennis**
Peau : élimination échardes ou verrues .... **Anagallis arvensis**
Peau : éruption fragile qui se crevasse à la friction .... **Oleander**
Peau : éruption infectée + oedémateuse + pruriante
+ papulovésiculaire (entre doigts) .... **Primula obconica**
Peau : éruption qui gratte ou qui brûle................. **Grindelia**
Peau : éruption sèche + démangeaisons intolérables
(vulve ou plante des pieds)........................... **Hydrocotyle asiatica**
Peau : éruption squameuse + sensible + engourdissement. . **Oleander**
Peau : éruption suintante cuir chevelu + derrière oreilles . . **Oleander**
Peau : éruption vésiculaire .... **Grindelia**
Peau : éruption vésiculeuse + rouge sombre + cloques .... **Rhus venenata**
Peau : éruptions vésiculeuses + démangeaisons
(après exposition solaire)........................... **Muriatic acid**
Peau : escarres ulcérées (sacrum ou talons ou genoux
ou orteils) .... **Paeonia**

Peau : fragile, marque facilement. . . . . **Bovista**
Peau : fripée + plissée + prurigineuse après air froid
et au printemps . . . . **Sarsaparilla**
Peau : froide + veines gonflées. . . . . **Agaricus Muscarius**
Peau : impétigo. . . . . **Mezereum**
Peau : impétigo (chez enfants paresseux). . . . . **Oleander**
Peau : impétigo de la face, surtout chez le jeune enfant. . . . **Viola tricolor**
Peau : intolérance aux frottements répétés (chaussures) . . . **Paeonia**
Peau : kératose pilaire. . . . . **Urtica urens**
Peau : lèpre . . . . **Hydrocotyle asiatica**
Peau : lèpre (remède-roi) . . . . **Hura brasiliensis**
Peau : lésions avec démangeaisons . . . . **Anantherum**
Peau : lésions donnant ulcères ou abcès. . . . . **Anantherum**
Peau : lésions douloureuses sur doigts-orteils . . . . **Sarsaparilla**
Peau : lésions favorisées par la pression. . . . . **Paeonia**
Peau : lésions mobiles . . . . **Hydrocotyle asiatica**
Peau : lésions solaires infectées (jambes et mains)
+ furoncles à odeur fétide. . . . . **Muriatic acid**
Peau : lésions sur le front . . . . **Hura brasiliensis**
Peau : lésions sur le trajet des os + prurit général . . . . **Hura brasiliensis**
Peau : malsaine (parfois avec psoriasis). . . . . **Borax**
Peau : malsaine + huileuse + comédons. . . . . **Selenium**
Peau : moite . . . . **Hypericum perforatum**
Peau : mycoses allergiques. . . . . **Dermatophagoïdes pteronyssimus**
Peau : mycoses récidivantes + résistantes aux fongicides . . **Mucor mucedo (en doses)**
Peau : oedémateuse . . . . **Apocynum cannabinum**
. . . . **Urtica urens**
Peau : oedèmes localisés . . . . **Benzoïc acid**
Peau : petites tâches rouges . . . . **Arum triphyllum**
Peau : pityriasis versicolor . . . . **Caulophyllum**
Peau : prurigineuse. . . . . **Scrofularia**
Peau : prurigineuse (psoriasis) . . . . **Arsenicum iodatum**
Peau : prurigineuse + rouge + brillante + douloureuse
aux membres inférieurs . . . . **Manganum**
Peau : prurigineuse + vésicules (qui peuvent s'ulcérer
aux articulations) . . . . **Anagallis arvensis**
Peau : prurit + rougeur (généralisée ou locale en bandes) . . **Comocladia**

Peau : prurit à simple marbrure .... **Fagopyrum**
Peau : prurit aggravé par l'eau .... **Arsenicum iodatum**
Peau : prurit chez sujets âgés .... **Fagopyrum**
Peau : prurit de l'occiput .... **Clematis erecta**
Peau : prurit des orifices + scrotum .... **Fluoric acid**
Peau : prurit périodique, pire côté D .... **Primula obconica**
Peau : prurit qui s'aggrave à la chaleur .... **Fluoric acid**
Peau : prurit sans éruption .... **Fagopyrum**
Peau : prurit sans éruption, chez constipés et vieillards.... **Dolichos pruriens**
Peau : prurit sur régions pileuses chez hépatiques
et sujets âgés.. **Fagopyrum**
Peau : prurit vulvaire .... **Hydrocotyle asiatica**
Peau : psoriasis.. **Berberis aquifolium**
.... **Hydrocotyle asiatica**
Peau : rouge + chaude .... **Helianthus**
Peau : rouge + sensible + prurit important.............. **Vinca minor**
Peau : rouge sombre + prurit + vésicules + érythème
noueux sur os longs .... **Rhus venenata**
Peau : rouge, rugueuse .... **Lithium carbonicum**
Peau : rugueuse... **Mica**
Peau : rugueuse + rouge + éruptions sur mains-joues-visage.. **Lithium carbonicum**
Peau : sclérodermie .... **Hydrocotyle asiatica**
Peau : sèche .... **Sabadilla**
Peau : sèche + écailleuse + rêche + boutons (cuir chevelu,
cou, visage).. **Berberis aquifolium**
Peau : sèche + infectée facilement + éruptions rouge cuivré . **Ustilago maydis**
Peau : squameuse + hypertrophiée + épaississement tissus .. **Hydrocotyle asiatica**
Peau : taches jaunes (sans éruption ni œdème) .... **Dolichos pruriens**
Peau : taches ovales claires au centre - type mycose ...... **Mucor mucedo**
Peau : taches rouges + dures + prurigineuses
+ brûlantes (insupportable) + gonflement .... **Agaricus Muscarius**
Peau : teigne... **Urtica urens**
Peau : tendance aux abcès .... **Bellis perennis**
Peau : tendue + raide + comme adhérant aux muscles..... **Hura brasiliensis**
Peau : tendue + tissus engourdis........................ **Primula obconica**
Peau : très sensible + démangeaisons (comme piqûres d'orties). **Paeonia**
Peau : ulcérations .... **Scrofularia**
Peau : verrues + éruptions très prurigineuses........... **Sabina**
Peau : vésicules + bulles ulcérées + sensation
brûlures pruriantes .... **Carbolic acid**

Peau : vésicules ou pustules ou phlegmons . . . . **Fagopyrum**
Peau : vésicules tendues . . . . **Hura brasiliensis**
Peau : zones douloureuses . . . . **Arum triphyllum**
Peau des mains : éruption sèche ou vésiculeuse
(paumes + doigts) . . . . **Anagallis arvensis**
Peau mains-doigts : cloques . . . . **Primula obconica**
Perfectionnisme . . . . **Cyclamen**
Péricardite . . . . **Cactus grandiflorus**
Périodicité : troubles (à midi, tous les 15 jours,
tous les ans…) . . . . **Niccolum**
Péristaltisme : active . . . . **Allium sativum**
Péritonite subaiguë . . . . **Palladium**
Pertes séminales . . . . **Viola tricolor**
Pertes séminales : aggravent l'état général
+ coupent les jambes . . . . **Cobaltum**
Petit bassin (fosse naviculaire) : chatouillement voluptueux . . **Petroselinum**
Petit bassin : irritation rectum-vessie . . . . **Erigeron**
Petit bassin : irrité avec besoin urgent d'uriner
+ constriction anale . . . . **Hura brasiliensis**
Petit bassin : sensation de bouillonnement en fin de miction . **Populus tremuloïdes**
Peur de l'orage et du tonnerre . . . . **Rhododendron**
Peur de rien . . . . **Agaricus Muscarius**
Peur de tomber en arrière + troubles névritiques . . . . **Heloderma**
Peur du moindre bruit . . . . **Borax**
Peur du moindre courant d'air . . . . **Capsicum**
Pharyngite . . . . **Capsicum**
Pharynx : raclements permanents . . . . **Arum triphyllum**
Pharynx : sécrétions muqueuses . . . . **Euphorbia resinifera**
Phlegmon . . . . **Echinacea**
Phosphaturie . . . . **Senna**
Pieds : crampes . . . . **Fraxinus americanus**
Pieds : crampes la nuit . . . . **Eugenia jambosa**
Pieds : difficulté à tenir sur la plante des pieds . . . . **Ledum palustre**
Pieds : douleur de la plante du pied jusqu'au genou . . . . . . **Lithium carbonicum**
Pieds : douleurs gros orteil (hallux valgus) . . . . **Lithium carbonicum**
Pieds : fissures entre les orteils . . . . **Arundo donax**
Pieds : fissures entre orteils + peau se rétracte
(laisse apparaître racine de l'ongle) . . . . **Eugenia jambosa**
Pieds : froids qu'on ne peut réchauffer . . . . **Picric acid**
Pieds : hallux valgus . . . . **Hekla lava**

Pieds : odeur fétide de la sueur........................ **Arundo donax**
Pieds : rhumatisme arthrosique .... **Harpagophytum**
Pieds : sueurs profuses (autour de lésions sèches)........ **Hydrocotyle asiatica**
Pieds : sueurs profuses (avec peau très sensible)......... **Badiaga**
Pieds : sueurs profuses + mauvaise odeur .... **Anantherum**
Pieds-chevilles : prurit (chaleur insupportable) .... **Ledum palustre**
Pieds-mains : crampes .... **Bismuthum**
Pieds-mains : cyanosés............................. **Laurocesarus**
Pieds-mains : cyanosés + glacés...................... **Heloderma**
Pieds-mains : démangeaisons......................... **Anagallis arvensis**
.... **Palladium**
Pieds-mains : dysidrose (proche eczéma) .... **Anagallis arvensis**
Pieds-mains : gelés................................ **Menyanthes**
Pieds-mains : glacés + bleus......................... **Ammonium carbonicum**
Pieds-mains : glacés + céphalée épouvantable........... **Melilotus**
Pieds-mains : œdème + démangeaisons................ **Arundo donax**
Pieds-mains : refroidis .... **Angustura**
.... **Cocculus indicus**
Pieds-mains : rhumatisme inflammatoire............... **Harpagophytum**
Pieds-mains : tremblants .... **Doryphora**
Piqûres d'araignée : contrepoison .... **Ledum palustre**
Piqûres d'insectes : surinfectées...................... **Echinacea**
Pityriasis versicolor .... **Caulophyllum**
Plaies : + refroidissement local .... **Ledum palustre**
Plaies : par piqûre (aiguille ou insecte) .... **Ledum palustre**
Plaies : surinfectées .... **Echinacea**
Pneumonie .... **Ethyl sulfur dichlroratum**
.... **Glycerinum**
Pneumonie grave (avec hépatisation grise) .... **Antimonium sulfur aureum**
Poignets : douleur rhumatismale (surtout à D)........... **Actea spicata**
Poitrine : douleur + baisse de sensibilité du tronc .... **Populus nigra**
Polyarthrite rhumatoïde .... **Harpagophytum**
Pouce : douleur tiraillante + spasmodique + impotence fonctionnelle + refroidissement local................ **Hedeoma**
Pouls : affaibli.................................... **Physostigma**
Pouls : déprimé.................................... **Ailanthus glandulosa**
Pouls : tendu + irrégulier + intermittent + rapide ou lent... **Iberis amara**

Poumons : congestion pulmonaire .... **Ethyl sulfur dichlroratum**
Poumons : congestion pulmonaire (base gauche, sujet très âgé). **Antimonium sulfur aureum**
Poumons : douloureux .... **Arum triphyllum**
Poumons : épanchement pleural....................... **Senega**
Poumons : expectoration muqueuse, mousseuse qui soulage .... **Grindelia**
Poumons : hémoptysie .... **Allium sativum**
Poumons : hydrothorax .... **Apocynum cannabinum**
Poumons : œdème .... **Ethyl sulfur dichlroratum**
Poumons : qui brûlent.............................. **Ethyl sulfur dichlroratum**
Précordialgie...................................... **Caulophyllum**
Précordialgie : avec palpitations..................... **Lithium carbonicum**
Priapisme : avec douleurs colonne lombaire .... **Picric acid**
Proliférations tissulaires........................... **Aurum muriaticum natronatum**
Prostate : hypertrophie + dysurie .... **Sabal serrulata**
Prostatisme.. **Sabal serrulata**
Prostration + épuisement (aggravé par conversation) ..... **Doryphora**
Prurit .... **Fagopyrum**
.... **Phenobarbital**
.... **Scrofularia**
Prurit : + rougeur généralisée........................ **Comocladia**
Prurit : + rougeur locale en bandes.................... **Comocladia**
Prurit : aggravé au lit .... **Fagopyrum**
Prurit : aggravé en se grattant....................... **Dolichos pruriens**
.... **Fagopyrum**
Prurit : aggravé par constipation..................... **Dolichos pruriens**
Prurit : aggravé par la chaleur .... **Fluoric acid**
Prurit : aggravé par simple contact.................... **Fagopyrum**
Prurit : anal....................................... **Penthorum**
Prurit : aux articulations........................... **Lithium carbonicum**
Prurit : avec frissons (surtout au lit) .... **Mezereum**
Prurit : chez sujets âgés .... **Fagopyrum**
Prurit : coudes ou genoux ou cuir chevelu ou paumes des mains .... **Fagopyrum**

Prurit : cutanés . . . . **Cistus canadensis**
Prurit : de l'occiput. . . . . **Clematis erecta**
Prurit : des orifices + du scrotum . . . . **Fluoric acid**
Prurit : du scrotum avec gonflement . . . . **Urtica urens**
Prurit : en général. . . . . **Berberis aquifolium**
Prurit : en général. . . . . **Selenium**
Prurit : erratique . . . . **Staphysagria**
Prurit : important sur jambes + aggravé par froid
+ en se déshabillant . . . . **Rumex crispus**
Prurit : insupportable dos des mains. . . . . **Scrofularia**
Prurit : mains ou pieds . . . . **Anagallis arvensis**
Prurit : marbrure + vésicules + pustules + phlegmons. . . . . **Fagopyrum**
Prurit : narines + palais + conduit auditif + coryza . . . . **Arundo donax**
Prurit : nasal . . . . **Euphorbia resinifera**
Prurit : oculaire (agglutination des paupières) . . . . **Gambogia**
Prurit : parties génitales . . . . **Ambra Grisea**
Prurit : périodique surtout côté D. . . . . **Primula obconica**
Prurit : pieds-chevilles (chaleur insupportable) . . . . **Ledum palustre**
Prurit : qui brûle + qui gratte . . . . **Urtica urens**
Prurit : sans éruption chez constipés ou vieillards . . . . **Dolichos pruriens**
Prurit : suintant avec odeur fétide. . . . . **Oleander**
Prurit : sur régions pileuses chez hépatique ou sujets âgés . **Fagopyrum**
Prurit : sur trajets osseux . . . . **Hura brasiliensis**
Prurit : très important + peau rouge sensible . . . . **Vinca minor**
Prurit : violent, épaules + coudes + genoux + cuir chevelu . **Dolichos pruriens**
Prurit : vulvaire. . . . . **Hydrocotyle asiatica**
Prurit : vulvaire + leucorrhée irritante + arrêt de lactation. . **Urtica urens**
Prurit : vulvaire + vaginal + leucorrhée irritante . . . . **Hydrocotyle asiatica**
Prurit + brûlures allergiques. . . . . **Arundo donax**
Prurit plante des pieds : intolérable dû à des éruptions sèches . **Hydrocotyle asiatica**
Prurit vulvaire : brûlant + violentes contractions utérines . . **Hedeoma**
Prurit vulvaire : intolérable dû à des éruptions sèches . . . . . **Hydrocotyle asiatica**
Psoriasis . . . . **Arsenicum iodatum**
. . . . **Asterias rubens**
. . . . **Berberis aquifolium**
. . . . **Hydrocotyle asiatica**
Psoriasis : sur peau malsaine . . . . **Borax**
Psychasthénie . . . . **Cyclamen**
Puberté (petits garçons) : poussées mamelonnaires . . . . **Murex purpurea**
Pupilles : contractées (en myosis) + ne peut voir la nuit . . . **Physostigma**

Pupilles : dilatées (en mydriase). . . . . **Agnus castus**
. . . . **Ailanthus glandulosa**
. . . . **Guaiacum**
Pylore : sténose. . . . . **Bismuthum**

****

Rages incontrôlées, pour rien . . . . **Cereus serpentinus**
Raideur du corps. . . . . **Lithium carbonicum**
Rate (splénomégalie) : très volumineuse + douloureuse
+ gêne position assise et couché côté G . . . . **Ceanothus americanus**
Rate : affections . . . . **Helianthus**
Rate : douleur irradiant vers les hanches . . . . **Grindelia**
Rate : douleurs . . . . **Grindelia**
. . . . **Primula obconica**
Rate : douleurs au niveau des fausses côtes + entre vertèbres . **Theridion**
Rate : toutes affections (anciens paludéens). . . . . **Ceanothus americanus**
Rate : très grosse (comme chez paludéens) . . . . **Grindelia**
Recto-colite hémorragique . . . . **Hura brasiliensis**
Rectum (enfant) : brûle. . . . . **Senna**
Rectum : crampes . . . . **Ricinus**
Rectum : douleur en coup de poignard (avec eau froide). . . **Crotalus cascavella**
Rectum : douloureux . . . . **Aralia racemosa**
Rectum : douloureux par selle volumineuse . . . . **Viburnum opulus**
Rectum : fissures ou fistules anales . . . . **Paeonia**
Rectum : insécurité sphincter anal (selle passant lors d'un gaz) **Oleander**
Rectum : pathologies recto-sigmoïdiennes. . . . . **Scrofularia**
Rectum : prolapsus + hémorragies dues aux diarrhées . . . . **Leptandra**
Rectum : sensation de brûlure + prurit possible. . . . . **Penthorum**
Rectum : sensation de brûlure soulagée par les selles . . . . . **Gambogia**
Rectum : ténesme . . . . **Senecio**
Rectum : ténesme par diarrhée . . . . **Gratiola**
Rectum : ulcération . . . . **Cimex lectularius**
Rectum : verrues (condylomes) . . . . **Sabina**
Règles : abondantes + prolongées + douloureuses
(sacrum-pubis) . . . . **Sabina**
Règles : douloureuses. . . . . **Fraxinus americanus**
. . . . **Momordica balsamina**
Règles : douloureuses + profuses. **Momordica balsamina**

Règles : en avance + abondantes + longues + sang rouge brillant. . . . . **Cinnamomum**
Règles : en avance + trop abondantes + trop longues . . . . . **Millefolium**
Règles : en avance + trop longues . . . . **Gratiola**
Règles : en retard (remède Fem.) . . . . **Senecio**
Règles : en retard + douloureuses + courtes + pâles . . . . . . **Viburnum opulus**
Règles : exclusivement nocturnes + diarrhée + sensation de bouffissure généralisée . . . . **Bovista**
Règles : hyperménorrhée . . . . **Artémisia vulgaris**
Règles : insuffisantes . . . . **Agnus castus**
. . . . **Aristolochia clematis**
Règles : insuffisantes + intermittentes + nausées + pesanteur + douleurs piquantes région ovaires . . . . **Melilotus**
Règles : l'arrêt donne des vertiges . . . . **Sabina**
Règles : longues + épuisantes. . . . . **Glycerinum**
Règles : longues + filaments de sang noir . . . . **Crocus sativus**
Règles : peu abondantes + douloureuses . . . . **Caulophyllum**
Règles : remplacées par hémorragies diverses . . . . **Millefolium**
Règles : retardées ou supprimées + remplacées par épistaxis ou hématuries ou hémorragies vicariantes . . . . **Senecio**
Règles : seins douloureux. . . . . **Murex purpurea**
Règles : trop abondantes. . . . . **Artémisia vulgaris**
. . . . **Aurum muriaticum kalinatum**
. . . . **Momordica balsamina**
Règles : trop abondantes + affaiblissantes (surtout à la pré-ménopause) . . . . **Vinca minor**
Règles : trop abondantes + trop tôt + filaments membraneux . **Bromium**
Règles : trop rapprochées + abondantes + longues . . . . **Trillium pendulum**
Règles : vertiges quand elles s'arrêtent . . . . **Sabina**
Régurgitations acides (agacent les dents). . . . . **Robinia**
Rein D : douleur descendant dans l'abdomen + besoin urgent. **Equisetum**
Rein D : douloureux . . . . **Sarsaparilla**
Rein D : douloureux + selles involontaires (femmes âgées) **Equisetum**
Reins : colique néphrétique . . . . **Pareira brava**
Reins : colique néphrétique D . . . . **Ocimum canum**
Reins : douleur uretère . . . . **Sarsaparilla**
Reins : gravelle + cailloux obstruant vessie . . . . **Sarsaparilla**
Reins : hyperuricémie + cystite chronique. . . . . **Spirea ulmaria**

Reins : insuffisance cardio-rénale. . . . . **Ammonium carbonicum**
Reins : insuffisance qui retentit sur cœur et poumon . . . . . . **Ammonium carbonicum**
Reins : lithiase rénale . . . . **Sarsaparilla**
Reins : néphrite chronique . . . . **Apocynum cannabinum**
Remède féminin général. . . . . **Aurum muriaticum natronatum**
. . . . **Caulophyllum**
. . . . **Hedeoma**
Remède troubles périodiques (ex : à midi, tous les 15 jours, tous les ans…) . . . . **Niccolum**
Respiration : difficile (coryza abondant + aqueux + surtout narine D) . . . . **Solanum nigrum**
Respiration : difficile + aggravée à l'effort (montée de quelques marches) . . . . **Ammonium carbonicum**
Respiration : difficile si malade couché . . . . **Grindelia**
Respiration : essoufflé . . . . **Scrofularia**
Respiration : étouffement venant de la gorge. . . . . **Iberis amara**
Respiration : expiration difficile. . . . . **Chlorum**
Respiration : inspiration difficile . . . . **Bromium**
Respiration : lente + difficile . . . . **Thallium aceticum**
Respiration : oppressée (comme si la poitrine ne s'ouvrait pas assez) . . . . **Euphorbia resinifera**
Respiration : oppressée + palpitations . . . . **Oleander**
Respiration : oppressée + soulagée par expectoration . . . . . **Grindelia**
Respiration : oppression . . . . **Actea spicata**
Respiration : pénible. . . . . **Pothos foetida**
Respiration : râles crépitants (œdème pulmonaire) . . . . **Ammonium carbonicum**
Respiration : ronflement + somnolence . . . . **Laurocesarus**
Respiration : se normalise . . . . **Agraphis Nutans (3CH)**
Respiration : seulement bouche ouverte (état aigu) . . . . **Sticta pulmonaria**
Respiration : sifflante + difficile. . . . . **Grindelia**
Respiration : suffoque + douleurs articulations costales . . . **Guaiacum**
Respiration : suffoque en s'endormant. . . . . **Grindelia**
Respiration : suffoque s'il s'endort et doit s'asseoir . . . . . . **Grindelia**

Respiration enfant : bruyante, bouche ouverte . . . . **Agraphis Nutans**
Respiratoire : bronchite chronique + expectoration abondante. **Sabal serrulata**
Respiratoire : catarrhe nasal . . . . **Lemna minor**
Respiratoire : coryza + nez bouché + toux hachée
+ pneumonie éventuelle . . . . **Glycerinum**
Respiratoire : détresse (action puissante et rapide) . . . . **Ethyl sulfur dichlroratum**
Respiratoire : difficultés . . . . **Bromium**
Respiratoire : dyspnée . . . . **Arundo donax**
Respiratoire : dyspnée + expectoration . . . . **Mucor mucedo**
Respiratoire : dyspnée + rythme type Cheyne-Stokes . . . . . **Grindelia**
Respiratoire : dyspnée aggravée assis . . . . **Laurocesarus**
Respiratoire : encombrement . . . . **Glycyrrhiza**
Respiratoire : hémoptysie . . . . **Millefolium**
Respiratoire : hypersécrétion bronchique rare . . . . **Pareira brava**
Respiratoire : insuffisance . . . . **Ammonium carbonicum**
Respiratoire : muqueuses . . . . **Cubeba**
Respiratoire : poitrine douloureuse + toux + gorge irritée . . **Guarea**
Respiratoire : ronchus (gros râle sec) . . . . **Allium sativum**
Respiratoire : surtout partie haute de l'appareil . . . . **Lemna minor**
Rêves : avec situations fantastiques . . . . **Bromium**
Rêves : de serpents . . . . **Lac caninum**
Rêves : effrayants (voyage, natation ou érotiques) . . . . **Mercurius biiodatus**
Rêves : érotiques . . . . **Origanum**
Rêves : érotiques et pollutions nocturnes . . . . **Senecio**
. . . . **Ustilago maydis**
Rêves : très brutaux de feu ou d'eau, qui réveillent . . . . **Mephitus putorius**
Rêves : voluptueux + sommeil agité . . . . **Hura brasiliensis**
Rêves enfant : terreurs nocturnes . . . . **Stramonium**
Rhinite : atrophique par atteinte allergique . . . . **Lemna minor**
Rhinite : au courant d'air . . . . **Aralia racemosa**
Rhino-pharyngite . . . . **Arum triphyllum**
Rhino-pharyngite : enfant . . . . **Euphorbia resinifera**
Rhinorrhée : aggravée par odeur des fleurs + éternuements. . **Sabadilla**
Rhinorrhée : aqueuse + abondante . . . . **Sabadilla**
Rhumatisme : deuxième phalange des doigts . . . . **Polygonum aviculaire**
Rhumatisme : doigts (avec œdème du bout) . . . . **Actea spicata**
Rhumatisme chronique : métabolisme acide urique . . . . **Lithium carbonicum**
Rhumatismes . . . . **Urtica urens**

Rhumatismes (petites articulations) : + enflures
+ taches rouges proéminantes. . . . . **Manganum**
Rhumatismes : alternance troubles D/G. . . . . **Lac caninum**
Rhumatismes : articulaires . . . . **Stellaria media**
Rhumatismes : déformants . . . . **Actea spicata**
Rhumatismes : erratiques de bas en haut . . . . **Ledum palustre**
Rhumatismes : inflammatoires mains-pieds. . . . . **Harpagophytum**
Rhumatismes : remède d'été . . . . **Rhododendron**
Rhumatismes : sensibilité aux conditions
atmosphériques (électriques) . . . . **Rhododendron**
Rhume : sensibilité au vent . . . . **Agraphis Nutans**
Rhume des foins . . . . **Arundo donax**
Rougeole. . . . . **Sticta pulmonaria**

****

Sacrum + coccyx : douleurs fourmillantes. . . . . **Hypericum perforatum**
Sacrum + coccyx : douloureux. . . . . **Gambogia**
Salivation (hyper) : + anorexie . . . . **Thallium aceticum**
Salivation (hyper) : de goût métallique . . . . **Sarsaparilla**
Salivation : très abondante . . . . **Echinacea**
. . . . **Mezereum**
Salive : corrosive + acide + abondante. . . . . **Arum triphyllum**
Salive : douceâtre . . . . **Allium sativum**
Sang : afflue à la tête . . . . **Gratiola**
Sang : coagulation difficile. . . . . **Doryphora**
Sang : hypercalcémie et hyperphosphorémie. . . . . **Parathyroïdinum**
Scarlatine . . . . **Ailanthus glandulosa**
Sciatique . . . . **Carboneum sulfuratum**
Scrotum : gonfle + gratte . . . . **Urtica urens**
Scrupulosité excessive . . . . **Cyclamen**
Sein G : douleur vers bras et doigts (à G) . . . . **Asterias rubens**
Sein G : remède spécifique, même en cas de tumeur. . . . . . **Asterias rubens**
Seins : douleur de l'un quand l'autre allaite. . . . . **Borax**
Seins : douloureux (surtout le G) + sensibles à la pression . **Bromium**
Seins : douloureux pendant les règles . . . . **Murex purpurea**
Seins : engorgement . . . . **Bellis perennis**
Seins : excellent remède mammaire. . . . . **Lac caninum**
Seins : galactorrhée . . . . **Lac caninum**

Seins : gonflement . . . . **Anantherum**
Seins : gonflés + douloureux avant règles . . . . **Lac caninum**
Seins : induration . . . . **Cistus canadensis**
Seins : pathologies (toutes). . . . . **Scrofularia**
Seins : plaies du mamelon . . . . **Anantherum**
Seins : poussées mamelonnaires chez petits garçons . . . . . . **Murex purpurea**
Seins : rétraction mamelons . . . . **Sarsaparilla**
Seins : rouges + gonflés (surtout G). . . . . **Asterias rubens**
Selles (enfant) : décolorées + jaunâtres + liquides + douleurs . **Senna**
Selles (enfant) : noirâtres (plutôt constipé) . . . . **Senna**
Selles (enfant) : vertes + impression de besoin insatisfait . . **Senna**
Selles : argileuses + teint jaune . . . . **Leptandra**
Selles : bilieuses (sujet âgé, l'été) après diarrhée soudaine . **Gambogia**
Selles : boueuses + fétides . . . . **Borax**
Selles : constipation . . . . **Symphoricarpus**
Selles : décolorées . . . . **Dolichos pruriens**
. . . . **Iberis amara**
. . . . **Parathyroïdinum**
Selles : décolorées + aqueuses + tôt le matin . . . . **Rhus venenata**
Selles : décolorées + diarrhée ou constipation . . . . **Stellaria media**
Selles : décolorées + molles + grisâtres . . . . **Myrica cerifera**
Selles : diarrhée verdâtre . . . . **Mezereum**
Selles : diarrhéiques involontaires (femmes en couches). . . **Hyoscyamus**
Selles : difficiles + fragmentées + jaune clair . . . . **Carduus marianus**
Selles : difficiles + sèches. . . . . **Cimex lectularius**
Selles : difficiles à expulser + accompagnées de sang . . . . . **Ruta graveolens**
Selles : douloureuses . . . . **Ricinus**
Selles : expulsées en force suivies d'épuisement
+ irritation anale . . . . **Gratiola**
Selles : foncées + laminées + sanglantes . . . . **Senecio**
Selles : involontaire + douleur rénale D (femme âgées) . . . **Equisetum**
Selles : involontaires en urinant . . . . **Muriatic acid**
Selles : irritent les hémorroïdes . . . . **Paeonia**
Selles : irritent les ulcérations ou fissures locales . . . . **Paeonia**
Selles : liquides + inodores + mal digérées . . . . **Asarum europaeum**
Selles : liquides + irritantes ou incontinentes. . . . . **Apocynum cannabinum**
Selles : mal digérées + insécurité sphincter anal (lors de gaz) . **Oleander**
Selles : menues + difficiles + consistance mastic. . . . . **Mercurius protoiodatus**

Selles : molles + impression que l'intestin suit .... **Agnus castus**
Selles : noirâtres + fétides + constipation. .... **Carbolic acid**
Selles : ramollies + noires + difficiles (parfois avec émission spermatique) .... **Helianthus**
Selles : sanguinolentes .... **Millefolium**
Selles : soulageant la dyspnée .... **Pothos foetida**
Selles : suintement fétide + croûtes (doit se laver car sensation de brûlure intense) .... **Paeonia**
Selles : urgences, souvent uniquement de gaz .... **Myrica cerifera**
Selles : urgentes + aqueuses + foncées + brûlantes .... **Rumex crispus**
Selles : urgentes + beaucoup de gaz. .... **Antimonium sulfur aureum**
Selles : verdâtres + gluantes + sanglantes + irritant l'anus . **Ricinus**
Selles : volumineuses + douloureuses à l'anus .... **Viburnum opulus**
Sénilité : hallucinations auditives ou visuelles. .... **Crotalus cascavella**
Sensation : agréable avec boissons ou aliments chauds, mais difficiles à avaler .... **Sabadilla**
Sensation : angoisse aux battements du cœur .... **Ammonium carbonicum**
Sensation : atmosphère de mort .... **Crotalus cascavella**
Sensation : augmentation de volume du corps et surtout de la tête .... **Bovista**
Sensation : avoir toujours oublié quelque chose .... **Millefolium**
Sensation : avoir un être vivant dans le sein D. .... **Crocus sativus**
Sensation : avoir un être vivant qui bouge dans le ventre .. **Crocus sativus**
Sensation : bande froide autour de la tête. .... **Heloderma**
Sensation : bouillonnement dans petit bassin (en fin de miction) .... **Populus tremuloïdes**
Sensation : bouillonnement de tête, aggravé par café, amélioré par grand air. .... **Actea spicata**
Sensation : bronches pleines de fumée. .... **Bromium**
Sensation : bruit pénétrant le corps, surtout dans les dents . **Theridion**
Sensation : cheveux dressés sur la tête. .... **Lachnantes**
Sensation : cœur gonflé occupant toute la poitrine .... **Cenchris contortrix**
Sensation : cœur qui palpite dans la gorge. .... **Physostigma**
Sensation : contraction .... **Cubeba**
Sensation : contusions sur tout le corps .... **Ruta graveolens**
Sensation : courant d'air (même inexistant). .... **Guarea**
Sensation : de courbatures généralisées .... **Fagopyrum**
Sensation : de ptose qui tire sur les lombes + spasmes .... **Hedeoma**

Sensation : dents trop longues . . . . **Mercurius protoiodatus**
Sensation : désire être fortement serrée par bandage (rem. Fem.) . . . . **Trillium pendulum**
Sensation : d'être guettée, se sauve ou se cache (rem. Fem.). **Melilotus**
Sensation : dos et cuisses brisées en mille morceaux. . . . . . **Trillium pendulum**
Sensation : estomac plein d'aliments froids. . . . . **Caladium seguinum**
Sensation : estomac qui palpite . . . . **Caladium seguinum**
Sensation : étranglement de la gorge permanent (surtout s'il avale) . . . . **Cajuputum**
Sensation : être aspiré vers le haut + peur de tomber d'une hauteur. . . . . **Hypericum perforatum**
Sensation : être entraîné du côté D + gêne couché côté D . . **Cinnabaris**
Sensation : être glacé . . . . **Laurocesarus**
Sensation : être ivre, tout paraît beau et agrandi . . . . **Eugenia jambosa**
Sensation : être transpercé par des aiguilles de glace. . . . . . **Agaricus Muscarius**
Sensation : faiblesse et vide dans la poitrine . . . . **Oleander**
Sensation : faiblesse paralytique . . . . **Actea spicata**
Sensation : flotter dans l'air . . . . **Sticta pulmonaria**
Sensation : flotter dans l'air en marchant + ne pas toucher son lit quand elle y est (rem. Fem.) . . . . **Lac caninum**
Sensation : froid (même bien couvert), sauf visage . . . . **Drosera**
Sensation : froid dans le cœur . . . . **Heloderma**
Sensation : froid de zones localisées du corps . . . . **Caladium seguinum**
Sensation : froid intense . . . . **Menyanthes**
Sensation : froid qui entraîne gémissements . . . . **Abrotanum**
Sensation : gorge percée par vrille du côté D. . . . . **Mercurius protoiodatus**
Sensation : grande faiblesse . . . . **Primula obconica**
Sensation : grosse tête . . . . **Cajuputum**
Sensation : hanches distendues. . . . . **Trillium pendulum**
Sensation : humidité de l'arrière gorge . . . . **Penthorum**
Sensation : indigestion . . . . **Gratiola**
Sensation : l'estomac se tasse sur lui-même (bearing down) . **Murex purpurea**
Sensation : lourdeur lombaire. . . . . **Eupatorium purpureum**
Sensation : lunettes trop lourdes sur nez . . . . **Cinnabaris**
Sensation : médiumnité lugubre. . . . . **Crotalus cascavella**
Sensation : meurtrissures colonne vertébrale et membres . . **Ruta graveolens**
Sensation : nez et oreilles pleins. . . . . **Penthorum**

Sensation : obstruction urètre (femme) .... **Eupatorium purpureum**
Sensation : odeur de hareng ou de musc .... **Agnus castus**
Sensation : oreilles trop ouvertes avec vent soufflant dedans . . **Mezereum**
Sensation : parfois tout paraît blanc .... **Chloralum**
Sensation : poids dans bassin finissant en lumbago + douleurs ovariennes. .... **Gossypium**
Sensation : poids sur l'estomac .... **Bismuthum**
Sensation : poumons tirés en arrière. .... **Senega**
Sensation : prolapsus .... **Trillium pendulum**
Sensation : prolapsus (croise fortement les jambes) ...... **Murex purpurea**
Sensation : prolapsus utérin + démangeaisons brûlantes + violentes contractions .... **Hedeoma**
Sensation : propres paroles qui se répercutent des oreilles à la racine du nez .... **Sarsaparilla**
Sensation : ptose qui tire sur les lombes + spasmes....... **Hedeoma**
Sensation : pulsation dans col utérin qui provoque désir sexuel. .... **Murex purpurea**
Sensation : quelque chose qui pend dans sa gorge........ **Sabadilla**
Sensation : quelqu'un regardant au-dessus de son épaule . . **Bromum**
Sensation : racine du nez pincée. .... **Lachnantes**
Sensation : raideur + besoin de s'étirer .... **Angustura**
Sensation : règles imminentes qui n'arrivent pas......... **Gossypium**
Sensation : réplétion ou pesanteur après repas........... **Fucus vesiculosus**
Sensation : respiration chaude .... **Badiaga**
Sensation : ressent son ovulation .... **Ustilago maydis**
Sensation : sécheresse de muqueuse nasale (racine du nez). . **Sticta pulmonaria**
Sensation : sein rétracté vers l'intérieur .... **Asterias rubens**
Sensation : tête allongée par endroits................. **Hypericum perforatum**
Sensation : tête chaude + air ambiant chaud .... **Asterias rubens**
Sensation : tête congestionnée (doit bouger doucement pour éviter des vertiges) .... **Millefolium**
Sensation : tête poussée en avant .... **Guarea**
Sensation : tête trop grosse. .... **Lachnantes**
Sensation : thorax trop étroit .... **Senega**
Sensation : tout paraît bleuté .... **Trillium pendulum**
Sensation : utérus risquant de sortir entre les jambes...... **Erigeron**
Sensation : vacuité + faim .... **Gratiola**
Sensation : vent qui sort des yeux .... **Fluoric acid**
Sensation : vent sur les genoux .... **Cimex lectularius**

Sensation : vertiges ou nausées en fermant les yeux ...... **Theridion**
Sensation : vertiges surtout debout.................... **Scrofularia**
Sensation : vessie distendue .... **Pareira brava**
Sensation : vessie pas complètement vidée .... **Sabal serrulata**
Sensation : vide abdominal............................. **Euphorbia resinifera**
Sensation : vulve qui reste mouillée................... **Eupatorium purpureum**
Sensation : yeux qui ne tiennent pas dans orbites .... **Senega**
Sensation : yeux tirés en arrière .... **Oleander**
Sensation : yeux trop gros .... **Comocladia**
Sensation : yeux trop gros + céphalée .... **Trillium pendulum**
Sensations : mal interprétées et exagérées .... **Sabadilla**
Sensibilité : des mâchoires .... **Actea spicata**
Sentiment : bouffées de tristesse avec résurgence de deuils. **Hura brasiliensis**
Sentiment : brusque retour de vieux souvenirs sans importance .... **Senega**
Sentiment : d'humiliation.............................. **Staphysagria**
Sentiment : terreur permanente .... **Stramonium**
Sentiment d'être très supérieure aux autres (rem. Fem.) ... **Platina**
Sentiment d'injustice (réelle ou pas) .... **Staphysagria**
Septicémie .... **Echinacea**
Séreuses : gonflement.................................. **Apocynum cannabinum**
Sevrage allaitement (seins gonflés, douloureux) .... **Urtica urens**
Sevrage tabac .... **Caladium seguinum (1CH)**
Sevrage tabac : adjuvant cure.......................... **Asarum europaeum**
Sexualité : asthénie + asthénie intellectuelle .... **Selenium**
Sexualité : défaillance + fatigue générale............... **Sabal serrulata**
Sexualité : désir irritant quand leucorrhées ou métrorragies acides .... **Robinia**
Sexualité : désir sexuel excessif....................... **Cenchris contortrix**
Sexualité : éjaculation douloureuse .... **Cereus serpentinus**
Sexualité : éjaculation douloureuse quand coït possible ... **Sabal serrulata**
Sexualité : éjaculation précoce........................ **Selenium**
Sexualité : éjaculation précoce + ne tient pas l'érection + psychasthénie .... **Selenium**
Sexualité : érection difficile après pollutions nocturnes.... **Scutellaria**
Sexualité : érection en demi-sommeil disparaissant au réveil .. **Caladium seguinum**

Sexualité : érections incessantes + éjaculations épuisantes + désir insatiable + douleurs testiculaires .... **Picric acid**
Sexualité : érections violentes + prolongées + douloureuses. . **Picric acid**
Sexualité : excitation + nymphomanie (rem. Fem.) .... **Platina**
Sexualité : excitation violente chez la femme .... **Murex purpurea**
Sexualité : frigidité + vaginisme (crampe) .... **Platina**
Sexualité : frigidité féminine .... **Damiana**
Sexualité : grande excitation permanente .... **Origanum**
Sexualité : impuissance + dépression + perte libido + vieillissement précoce .... **Agnus castus**
Sexualité : impuissance malgré rêves lascifs .... **Cobaltum**
Sexualité : impuissances de tous ordres .... **Avena sativa**
Sexualité : lumbago après le coït .... **Staphysagria**
Sexualité : masturbation féminine incontrôlable .... **Origanum**
Sexualité : pas d'érection ni désir .... **Agnus castus**
Sexualité : pollutions nocturnes .... **Scutellaria**
Sexualité : priapisme (avec douleurs lombaires) .... **Picric acid**
Sexualité : simple contact vulvaire suscite désir (nymphomanie) .... **Murex purpurea**
Sinusite maxillaire .... **Mezereum**
Soif : absence + goût salé dans la bouche .... **Cyclamen**
Soif : absence + goût sucré dans la bouche .... **Sabadilla**
Soif : absente chez pléthorique enrhumé .... **Allium sativum**
Soif : absente chez spasmés de la nuque .... **Menyanthes**
Soif : aggravée par diarrhée .... **Bismuthum**
Soif : avec bouche sèche .... **Laurocesarus**
Soif : boissons donnent la diarrhée .... **Fluoric acid**
Soif : de boissons acides .... **Mercurius protoiodatus**
Soif : de boissons froides .... **Euphorbia resinifera**
Soif : de petites quantités d'eau .... **Cenchris contortrix**
Soif : de vin .... **Hypericum perforatum**
Soif : impérieuse en crise, mais ne peut avaler l'eau qu'il ingurgite .... **Stramonium**
Soif : intense dans les affections de la rate .... **Helianthus**
Soif : intense due à stomatite fétide .... **Capsicum**
Soif : meurt de soif d'eau froide car mange trop épicé .... **Fluoric acid**
Soif : permanente chez anorexiques .... **Alfalfa**
Soif : très assoiffée chez anorexique (rem. Fem.) .... **Ricinus**

Soif permanente : due aux ulcérations brûlantes, fétides de la bouche .... **Muriatic acid**
Solitude : ne la supporte absolument pas .... **Stramonium**
Sommeil : agité, rêves voluptueux .... **Hura brasiliensis**
Sommeil : avec cauchemars affreux.................. **Badiaga**
.... **Doryphora**
.... **Scutellaria**
Sommeil : difficulté à s'endormir..................... **Nycterinia**
Sommeil : difficulté cause toux sèche .... **Rumex crispus**
Sommeil : dort jambes croisées .... **Rhododendron**
Sommeil : du mal à s'endormir, cause ruminations et artères qui battent dans sa tête .... **Selenium**
Sommeil : favorise sommeil profond et réparateur (dort plus tard le matin) .... **Alfalfa**
Sommeil : haché par fréquents réveils .... **Myrica cerifera**
Sommeil : pauses respiratoires en s'endormant, suffoque, doit s'asseoir........................... **Grindelia**
Sommeil : peuplé de cauchemars..................... **Crotalus cascavella**
Sommeil : pollutions liquide prostatique, filantes et sans odeur..................................... **Selenium**
Sommeil : rêve de serpents.......................... **Lac caninum**
Sommeil : rêves avec situations fantastiques .... **Bromium**
Sommeil : rêves effrayants (voyage, natation ou érotiques). . **Mercurius biiodatus**
Sommeil : rêves érotiques .... **Origanum**
Sommeil : rêves érotiques et pollutions nocturnes........ **Senecio**
.... **Ustilago maydis**
Sommeil : rêves très brutaux de feu ou d'eau, qui réveillent . **Mephitus putorius**
Sommeil : sueur profuse du cuir chevelu .... **Hypericum perforatum**
Sommeil : suffocation en s'endormant................ **Grindelia**
Sommeil : très perturbé .... **Hyoscyamus**
Sommeil enfant : cauchemar + pipi au lit............... **Equisetum**
Sommeil enfant : terreurs nocturnes................... **Stramonium**
Somnambulisme.................................... **Artémisia vulgaris**
Somnolence .... **Gambogia**
Somnolence + dépression........................... **Phenobarbital**
Somnolence après repas .... **Scrofularia**
Somnolence avec respiration ronflante .... **Laurocesarus**
Sourcils : avec verrues .... **Anantherum**
Sourcils : élancements .... **Scrofularia**
Spasme utérin en marchant (femme enceinte) .... **Bellis perennis**

Spasmes .... **Absinthium**
.... **Scutellaria**
Spasmes : + défaillances cardiaques (amélioré couché) ... **Laurocesarus**
Spasmes : faciaux .... **Artémisia vulgaris**
Spasmes : gastriques. .... **Caulophyllum**
Spasmes : intestinaux .... **Sarsaparilla**
Spasmes : jambes + mouvements tétaniformes .... **Ustilago maydis**
Spasmes : musculaires .... **Menyanthes**
Spasmes : musculaires, crampes, raideur des petites articulations .... **Manganum**
Spasmes : nerveux, convulsifs .... **Stramonium**
Spasmes : oculaires .... **Physostigma**
Spasmes : œsophage. .... **Cajuputum**
Spasmes : pulsations région hépatique. .... **Actea spicata**
Spasmes : rénaux .... **Actea spicata**
Spasmes : tout le corps .... **Actea spicata**
Spasmes : vasculaires .... **Actea spicata**
Spasmophilie : avec doigts crispés, crochus (mains d'accoucheur) .... **Cuprum metal**
.... **Solanum nigrum**
Sperme : émission sans éjaculation, fluide et transparente . **Agnus castus**
Sperme : pertes séminales aggravant l'état général + coupant les jambes .... **Cobaltum**
Splénomégalie : rate volumineuse + douloureuse + gêne position assise et couché côté G .... **Ceanothus americanus**
Spondylarthrite ankylosante. .... **Harpagophytum**
Stomatite : brûlure de la bouche à l'estomac .... **Carbolic acid**
Stomatite : fétide .... **Capsicum**
Stupeur .... **Carboneum sulfuratum**
Sueur : abondante avec mauvaise odeur. .... **Fluoric acid**
Sueur : continuelle .... **Stramonium**
Sueur : front, due à douleur des tempes et des dents ...... **Actea spicata**
Sueur : glaçante, corps froid, visage livide. .... **Lachnantes**
Sueur : moiteur de tout le corps .... **Hypericum perforatum**
Sueur : nauséabonde sur tout le corps .... **Guaiacum**
Sueur : odeur d'alliacée .... **Artémisia vulgaris**
Sueur : odeur fétide des pieds. .... **Arundo donax**
Sueur : pieds (avec peau très sensible). .... **Badiaga**
Sueur : profuse .... **Cenchris contortrix**

Sueur : profuse (pendant le sommeil). . . . . **Aralia racemosa**
Sueur : profuse avec troubles circulatoires. . . . . **Salvia officinalis**
Sueur : profuse cuir chevelu . . . . **Hypericum perforatum**
Sueur : profuse des pieds (malgré lésions sèches) . . . . **Hydrocotyle asiatica**
Sueur : profuse des pieds avec mauvaise odeur . . . . **Anantherum**
Sueur : profuse du visage, après avoir mangé . . . . **Viola tricolor**
Sueur : profuse le soir et la nuit, avec bouffées de chaleur . **Salvia officinalis**
Sueur : profuse, aggravée la nuit . . . . **Thallium aceticum**
Sueur : transpiration avec frissons . . . . **Cocculus indicus**
Sueur : trempé durant la nuit avec frissons . . . . **Arsenicum iodatum**
Suicide : obsessionnel . . . . **Thuya Lobbii**
Suicide : tentatives . . . . **Amphetaminum sulfuricum**
Surdité : évolutive après otite séreuse due aux végétations . **Agraphis Nutans**
Surdité : pendant les règles, avec bourdonnements . . . . **Kreosotum**
Système articulaire global : raideurs muscles et tendons . . . **Harpagophytum**
Système nerveux : atteintes spinales et cérébrales . . . . **Picric acid**
Système porte, foie : améliore . . . . **Carduus marianus**
. . . . **Leptandra**

****

Tabac : laisse un goût amer . . . . **Asarum europaeum**
Tabac : troubles du rythme cardiaque au sevrage. . . . . **Iberis amara**
Tachy-arythmie. . . . . **Apocynum cannabinum**
Tachycardie. . . . . **Amphetaminum sulfuricum**
. . . . **Cactus grandiflorus**
Talon : épine calcanéenne. . . . . **Hekla lava**
Teigne : cloques prurigineuses ou piquantes . . . . **Urtica urens**
Tempes : qui battent (tête lourde, oreilles bouchées) . . . . . . **Allium sativum**
Tempes, dents : douloureuses avec sueur du front . . . . **Actea spicata**
Ténesme rectal . . . . **Senecio**
Ténesme rectal : dû à diarrhée . . . . **Gratiola**
Ténesme urinaire . . . . **Populus tremuloïdes**
Tension : élevée par déséquilibre du potassium (kaliurie élevée) . . . . **Glycyrrhiza**
Testicule : induré . . . . **Aurum muriaticum natronatum**

Testicule D : douloureux, surtout couché sur côté D ...... **Clematis erecta**
Tétanie .... **Physostigma**
Tête : afflux de sang .... **Gratiola**
Tête : bouillonnement aggravé par le café, amélioré au grand air .... **Actea spicata**
Tête : congestionnée .... **Ailanthus glandulosa**
Tête : croûtes du cuir chevelu et du visage .... **Vinca minor**
Tête : douleurs frontales, temporales, allant vers nuque et mâchoires .... **Kalmia latifolia**
Tête : lourde (tempes qui battent, oreilles bouchées) ...... **Allium sativum**
Tête : lourdeur .... **Gambogia**
Tête : maux de tête non spécifiques .... **Cypripedium**
Tête : mouvement de rejet en arrière .... **Artémisia vulgaris**
Tête : semble trop grosse, cuir chevelu sensible .... **Lachnantes**
Tête : sueur profuse du cuir chevelu .... **Hypericum perforatum**
Tête : toujours en mouvement .... **Agaricus Muscarius**
Thorax : contractions avec suffocations et palpitation des carotides .... **Cactus grandiflorus**
Thorax : douleur en griffe, vers l'estomac, empêchant de parler .... **Laurocesarus**
Thorax : douleurs qui coupent le souffle (jusqu'aux omoplates) **Kalmia latifolia**
Thorax : douleurs thoraciques vers épaules .... **Comocladia**
Thorax : douloureux .... **Pothos foetida**
Thorax : forte constriction .... **Antimonium sulfur aureum**
Thorax : semble trop étroit .... **Senega**
Thyroïde : améliore sa fonction .... **Fucus vesiculosus**
Thyroïde : goitre sans perturbations .... **Fucus vesiculosus**
Tics faciaux .... **Absinthium**
Timidité .... **Cyclamen**
Timidité extrême .... **Ambra Grisea**
Tissus : proliférations .... **Aurum muriaticum natronatum**
Tissus fibreux : remède majeur (psoriques, tuberculiniques durant la croissance) .... **Guaiacum**
T.O.C. (troubles obsessionnels compulsifs) .... **Physostigma**
Tonique général, revigorant .... **Alfalfa**
.... **Avena sativa**
Torticolis à D .... **Lachnantes**

Toux .... **Allium sativum**
.... **Arundo donax**
.... **Guarea**
Toux : à se plier en deux.......................... **Theridion**
Toux : aggravée en inspirant....................... **Sticta pulmonaria**
Toux : aggravée par froid, et en parlant .... **Rumex crispus**
Toux : aggravée si couché, après premier sommeil .... **Aralia racemosa**
Toux : après lever, expectoration difficile, déclenchée par air froid.................................. **Allium sativum**
Toux : asthmatiforme .... **Aralia racemosa**
Toux : avec crachat saumoné et mousseux.............. **Ethyl sulfur dichlroratum**
Toux : avec expectoration mucus bronchique .... **Badiaga**
Toux : banale .... **Aralia racemosa**
Toux : calmée en éternuant......................... **Senega**
Toux : continuelle en inhalant air frais................ **Rumex crispus**
Toux : coqueluchoïde + spasmes laryngés toutes les 2 heures.............................. **Mephitus putorius**
Toux : coupante durant la nuit .... **Sticta pulmonaria**
Toux : déclenchée par angoisse .... **Pothos foetida**
Toux : due à accumulation mucosité + respiration bruyante . **Senega**
Toux : expectoration bleuâtre....................... **Arundo donax**
Toux : expectoration importante + crache du sang........ **Trillium pendulum**
Toux : hachée .... **Glycerinum**
Toux : mouche et crache beaucoup .... **Rumex crispus**
Toux : nerveuse (non allergique) .... **Pothos foetida**
Toux : parfois asthmatiforme + sensation de chaleur dans poitrine................................ **Euphorbia resinifera**
Toux : penché en avant + voix sans timbre.............. **Populus nigra**
Toux : quintes spasmodiques + angoisse + transpiration . . . **Pothos foetida**
Toux : rauque .... **Bromium**
Toux : redouble au moindre froid..................... **Manganum**
Toux : réveille à 3h matin.......................... **Ammonium carbonicum**
Toux : sèche .... **Euphorbia resinifera**
Toux : sèche + douloureuse .... **Antimonium sulfur aureum**
Toux : sèche + douloureuse + étouffante + rauque avec inspiration difficile......................... **Bromium**
Toux : sèche + expectoration difficile .... **Arsenicum iodatum**

Toux : sèche + nez bouché (état aigu) .... **Sticta pulmonaria**
Toux : sèche assis, en se tenant la tête ou appuyé sur les bras .... **Niccolum**
Toux : sèche étant couché (chez les jaloux et orgueilleux), s'arrête en s'asseyant .... **Hyoscyamus**
Toux : spasmodique coqueluchoïde (soir et après minuit) . . **Drosera**
Toux : suivie d'éternuements .... **Agaricus Muscarius**
Toux : violente, suffocante .... **Mephitus putorius**
Toux enfant : se dresse, cyanosé, bloqué en expiration .... **Mephitus putorius**
Trachéite : douleur violente (asthme possible) .... **Scrofularia**
Trachéite : irritation due à une allergie à l'herbe (asthme possible) .... **Ambrosia Artemisaefolia**
Transpiration : nauséabonde de tout le corps .... **Guaiacum**
Transpiration : profuse pendant le sommeil .... **Aralia racemosa**
Transports : mal des .... **Cocculus indicus**
Traumatismes : suites de .... **Bellis perennis**
Tremblements .... **Absinthium**
Troubles : périodicité (ex : à midi, tous les 15 jours, tous les ans...) .... **Niccolum**
Troubles de l'humeur .... **Carboneum sulfuratum**
Troubles imaginaires associés aux vers .... **Sabadilla**
Troubles nerveux très violents .... **Stramonium**
Tuberculose (adjuvant) .... **Drosera**
Tuberculose : sueurs du tuberculeux .... **Salvia officinalis**
Tuberculose : toux épuisante .... **Salvia officinalis**
Tuméfactions .... **Scrofularia**
Tumeur : sein G .... **Asterias rubens**

****

Ulcérations cutanées .... **Scrofularia**
Ulcère duodénal .... **Symphytum**
Ulcère gastrique .... **Mezereum**
.... **Symphytum**
Urémie avec hypertension .... **Lespedeza capitata (B.Dil.)**
Urètre - périnée : douleur brûlante .... **Petroselinum**
Urètre : chatouillis qui persiste après miction .... **Clematis erecta**

Urètre : écoulement .... **Gratiola**
Urétrite : avec prurit + fourmillements.................. **Petroselinum**
Uricémie : donnant douleurs des petites articulations ..... **Lithium carbonicum**
Urinaire : affections prostatiques .... **Pareira brava**
Urinaire : cystite.................................... **Pareira brava**
Urinaire : douleur urétrale + écoulement liquide
translucide éventuel .... **Spirea ulmaria**
Urinaire : dysurie + hématurie .... **Erigeron**
Urinaire : dysurie par hypertrophie prostate............. **Sabal serrulata**
Urinaire : écoulement urétral laiteux .... **Petroselinum**
Urinaire : grand remède de l'acide urique .... **Benzoïc acid**
Urinaire : hyperuricémie .... **Lespedeza capitata (B.Dil.)**
Urinaire : hyperuricémie + cystite chronique............ **Spirea ulmaria**
Urinaire : incontinence nocturne .... **Damiana**
Urinaire : infection (améliorée par miction)............. **Staphysagria**
Urinaire : infection ou hématurie .... **Rhus aromatica**
Urinaire : muqueuses .... **Cubeba**
Urinaire : ne peut uriner............................. **Stramonium**
Urinaire : oxalurie, phosphaturie, acétonurie (adultes) .... **Senna**
Urinaire : pollakiurie (peu d'urines).................... **Clematis erecta**
Urinaire : prostatisme................................ **Sabal serrulata**
Urinaire : ténesme grave.............................. **Populus tremuloïdes**
Urinaire : trouble métabolique acide urique............. **Ocimum canum**
Urinaire : urémie avec hypertension..................... **Lespedeza capitata (B.Dil.)**
Urinaire : urétrite avec prurit et fourmillements.......... **Petroselinum**
Urinaire : urines réduites ou absentes................... **Apocynum cannabinum**
Urines : après miction, gouttes continuent de couler ...... **Pareira brava**
Urines : besoin incessant, grands efforts pour émission.... **Pareira brava**
Urines : besoins urgents .... **Aristolochia clematis**
Urines : besoins urgents (incontinence) .... **Cereus serpentinus**
Urines : blanches, sableuses, abondantes, troubles,
parfois fétides....................................... **Ammonium carbonicum**
Urines : brûlantes avec dépôt rouge .... **Arundo donax**
Urines : brûlures en urinant (et en plusieurs fois) .... **Anagallis arvensis**
Urines : chatouillis dans urètre, persiste après miction .... **Clematis erecta**
Urines : chaudes...................................... **Borax**

Urines : claires, coulent en goutte à goutte permanent. . . . . **Rhus aromatica**
Urines : dépôt sableux . . . . **Sarsaparilla**
Urines : désir d'uriner permanent, la vessie semble rester pleine . . . . **Eupatorium purpureum**
Urines : difficiles à évacuer, peu abondantes, rouges, chaudes, avec envie permanente. **Senecio**
Urines : diminuées de volume . . . . **Glycyrrhiza**
Urines : dysurie (avec douleur vers vessie) et incontinence possible . . . . **Hedeoma**
Urines : envies brusques, urgentes . . . . **Petroselinum**
Urines : envies fréquentes, qui brûlent ensuite. . . . . **Cubeba**
Urines : épouvantablement fétides . . . . **Benzoïc acid**
Urines : fétides . . . . **Carbolic acid**
Urines : fétides, troubles (coulent goutte à goutte après blennorragie). . . . . **Benzoïc acid**
Urines : foncées . . . . **Carduus marianus**
Urines : fréquentes la nuit . . . . **Murex purpurea**
Urines : fréquents besoins (nuit comprise), urgents, avec efforts . . . . **Sabal serrulata**
Urines : goutte à goutte étant assis . . . . **Sarsaparilla**
Urines : incontinence chez femmes âgées . . . . **Equisetum**
Urines : incontinence en première partie de nuit, ne se réveille pas. . . . . **Chloralum**
Urines : laiteuses ou sanglantes . . . . **Eupatorium purpureum**
Urines : mictions difficiles, brûlantes. . . . . **Doryphora**
Urines : mictions douloureuses, surtout en fin (sensation de vessie distendue). **Sarsaparilla**
Urines : mictions impérieuses . . . . **Petroselinum**
Urines : mictions impérieuses, mousseuses, verdâtres + pigments biliaires et sucre. . . . . **Ceanothus americanus**
Urines : mictions intermittentes, enflure moitié droite du scrotum . . . . **Clematis erecta**
Urines : mictions pressantes, vessie comme rétrécie . . . . . . **Anantherum**
Urines : mousseuses, jaunes, peu abondantes . . . . **Myrica cerifera**
Urines : noires, épaisses, sanglantes. . . . . **Pareira brava**
Urines : odeur de valériane. . . . . **Murex purpurea**
Urines : odeur musquée . . . . **Ocimum canum**
Urines : pauvres, foncées . . . . **Echinacea**

Urines : profuses, claires + glycosurie . . . . **Glycerinum**
Urines : rares + albumineuses . . . . **Echinacea**
Urines : rares, teintées de sang, visqueuses, floconneuses + jet rétréci. . . . . **Sarsaparilla**
Urines : rouges avec mictions urgentes . . . . **Mercurius biiodatus**
Urines : sanguinolentes . . . . **Millefolium**
«Urines : très abondantes + mauvaise odeur («»pipi de chat»»)». . . . . **Viola tricolor**
Urines : troubles et sanglantes . . . . **Cubeba**
Urines : troubles, épaisses, parfois infectées ou sanglantes, avec sédiment rouge . . . . **Ocimum canum**
Urines : troubles, mousseuses + rétention difficile . . . . **Anantherum**
Urines : violents efforts pour uriner . . . . **Pareira brava**
Urticaire . . . . **Phenobarbital**
. . . . **Urtica urens**
Urticaire : aggravée par eau et énervement . . . . **Bovista**
Urticaire : après consommation d'alcool . . . . **Chloralum**
Utérus (côté D) : douleur coupante, soulagée par les selles. **Palladium**
Utérus : atonie . . . . **Caulophyllum**
Utérus : atonie avec hémorragies (petits caillots noirs ou filaments). . . . . **Ustilago maydis**
Utérus : col induré, exocervicite ulcérée avec leucorrhée . . **Aurum muriaticum natronatum**
Utérus : col utérin rouge, enflammé. . . . . **Hydrocotyle asiatica**
Utérus : crampes. . . . . **Viburnum opulus**
Utérus : douleur à D, vers sein D ou G. . . . . **Murex purpurea**
Utérus : douleur en coup de poignard (à l'eau froide) . . . . . **Crotalus cascavella**
Utérus : dur. . . . . **Aurum muriaticum kalinatum**
Utérus : exocervicite. . . . . **Hydrocotyle asiatica**
Utérus : fibrome avec hémorragies, ménorragies et métrorragies (remède d'urgence) . . . . **Drymis**
Utérus : fibrome avec jets de sang au moindre mouvement. **Trillium pendulum**
Utérus : fièvre puerpérale . . . . **Echinacea**
Utérus : gros, col saigne facilement et suinte. . . . . **Ustilago maydis**
Utérus : hémorragies . . . . **Vinca minor**
Utérus : métrite. . . . . **Hydrocotyle asiatica**
Utérus : métrite avec ménorragies et métrorragies (remède d'urgence). . . . . **Drymis**

Utérus : métrorragie de sang rouge brillant, avec épistaxis remplaçant règles . . . . . **Erigeron**
Utérus : métrorragies . . . . . **Aurum muriaticum kalinatum**
. . . . . **Bovista**
. . . . . **Sabina**
Utérus : prolapsus . . . . . **Palladium**
Utérus : ressent son utérus . . . . . **Murex purpurea**
Utérus : rigidité du col, atonie à l'accouchement . . . . . **Caulophyllum**
Utérus : très volumineux . . . . . **Fraxinus americanus**
Utérus : très volumineux (tout le petit bassin), possibilité calcification . . . . . **Aurum muriaticum natronatum**

****

Varices . . . . . **Fluoric acid**
Varices (grosses) : se développant pendant la grossesse . . . **Millefolium**
Vasodilatateur . . . . . **Allium sativum**
. . . . . **Amphetaminum sulfuricum**
Végétations enfants : hypertrophie + amygdalite . . . . . **Agraphis nutans (3CH)**
Veines : très apparentes . . . . . **Laurocesarus**
Veines : varices . . . . . **Fluoric acid**
Verrues . . . . . **Anagallis arvensis**
Verrues : + éruptions très prurigineuses . . . . . **Sabina**
Verrues : anales ou génitales . . . . . **Sabina**
Verrues : dans sourcils . . . . . **Anantherum**
Vers : troubles imaginaires associés . . . . . **Sabadilla**
Vertiges . . . . . **Carboneum sulfuratum**
Vertiges : à la lumière . . . . . **Agaricus Muscarius**
Vertiges : avec sentiment de tremblement intérieur . . . . . **Arsenicum iodatum**
Vertiges : du sujet âgé . . . . . **Bellis perennis**
Vertiges : dus à alimentation . . . . . **Gratiola**
Vertiges : en fermant les yeux . . . . . **Lathyrus**
Vertiges : par imagination et ruminations . . . . . **Sabadilla**
Vertiges : quand les règles s'arrêtent . . . . . **Sabina**
Vertiges : ressentis debout et somnolence après repas . . . . . **Scrofularia**
Vertiges : vers l'arrière . . . . . **Absinthium**

Vertiges, nausées : en fermant les yeux .... **Theridion**
Vésicule Biliaire : améliore les fibres des voies biliaires... **Cactus grandiflorus**
Vésicule Biliaire : lithiase .... **Leptandra**
Vésicule Biliaire : migraines vésiculaires .... **Berberis aquifolium**
Vésicule Biliaire : palpable, douloureuse............... **Carduus marianus**
Vésicule Biliaire : troubles hépatovésiculaires.......... **Dolichos pruriens**
Vessie (enfant) : spasmée .... **Senna**
Vessie : comme rétrécie avec miction pressante.......... **Anantherum**
Vessie : douloureuse, pas de soulagement en urinant...... **Equisetum**
Vessie : obstruée par cailloux.......................... **Sarsaparilla**
Vessie : semble rester pleine, désir d'uriner permanent.... **Eupatorium purpureum**
Vessie : urgences pour uriner .... **Lathyrus**
Vessie : urines involontaires (femmes en couches) .... **Hyoscyamus**
Vexation profonde .... **Staphysagria**
Vieillards : prurit sans éruption .... **Dolichos pruriens**
Vigilance : augmentation .... **Amphetaminum sulfuricum**
Violence .... **Thuya Lobbii**
Violence en groupe...................................... **Amphetaminum sulfuricum**
Visage : acné prurigineuse .... **Antimonium sulfur aureum**
Visage : chaud .... **Drosera**
Visage : forte transpiration après avoir mangé........... **Viola tricolor**
Visage : gonflé .... **Comocladia**
Visage : irrité + yeux presque fermés par paupières gonflées .. **Rhus venenata**
Visage : jaune, qui gratte .... **Myrica cerifera**
Visage : peau violacée (acajou) .... **Ailanthus glandulosa**
Visage : rouge.. **Stramonium**
Visage : rouge et congestionné.......................... **Crotalus cascavella**
Visage : rouge, et boutonneux chez les jeunes........... **Asterias rubens**
Visage : spasmes musculaires............................ **Hyoscyamus**
Visage : teint blafard.................................. **Palladium**
Visage et mains : eczéma .... **Hypericum perforatum**
Vision : difficile + pupilles instables (dilatées puis contractées) . **Solanum nigrum**
Vision : double en fixant un objet (oblige à regarder de biais) **Oleander**
Vision : efforts oculaires entraînent une céphalée .... **Ruta graveolens**
Vision : étincelles ou fumée devant les yeux .... **Crocus sativus**
Vision : taches devant les yeux......................... **Scrofularia**

Vision : troubles .... **Gratiola**
Vision : troubles (couleurs grisâtres)
+ globes oculaires douloureux .... **Guarea**
Vision : troubles oculaires alternent avec baisse de l'ouïe . . **Guarea**
Vision : troubles quand migraines .... **Cyclamen**
Vision : yeux écarquillés, modification de la taille des objets . **Agaricus Muscarius**
.... **Nux Moschata**
.... **Stramonium**
Vision oeil D : affaiblissement 1/2 champ visuel......... **Lithium carbonicum**
Voix : aphonie.................................... **Populus nigra**
Voix : cassée, instable............................. **Senega**
Voix : déraille, ton mal contrôlé .... **Arum triphyllum**
Voix : enrouement................................. **Populus nigra**
Voix : enrouement des chanteurs .... **Selenium**
Voix : faible et sans timbre .... **Populus nigra**
Voix : rauque..................................... **Manganum**
.... **Penthorum**
Voix : rauque + paroles difficiles .... **Drosera**
Vomissements...................................... **Rumex crispus**
Vomissements : + brûlures d'estomac .... **Ricinus**
Vomissements : à jeun, juste avant les règles .... **Gossypium**
Vomissements : acides .... **Populus tremuloïdes**
Vomissements : acides (agacent les dents).............. **Robinia**
Vomissements : bile verte........................... **Stramonium**
Vomissements : faciles .... **Helianthus**
Vomissements : flots d'aliments accumulés depuis
plusieurs jours.................................... **Bismuthum**
Vomissements : grande quantité liquide malodorant ...... **Abrotanum**
Vomissements : incoercibles de la grossesse .... **Symphoricarpus**
Vomissements : liquide très aigre .... **Robinia**
Vomissements : liquide verdâtre, acide + nausées .... **Carduus marianus**
Vomissements : verdâtres + éructations .... **Carbolic acid**

****

Yeux : asthénopie accommodative, améliorée penché
en arrière... **Senega**
Yeux : cernés de bleu .... **Oleander**
Yeux : congestion oculaire douloureuse................ **Guarea**
Yeux : conjonctive rouge + démangeaison oculaire....... **Cinnabaris**

Yeux : conjonctivite . . . . **Guarea**
Yeux : conjonctivite avec chemosis . . . . **Guarea**
Yeux : conjonctivite importante . . . . **Thallium aceticum**
Yeux : dilatation des pupilles . . . . **Agnus castus**
Yeux : douleur canaux lacrymaux (irradiant vers tempe
et oreille). . . . . **Cinnabaris**
Yeux : douleur des globes oculaires . . . . **Scrofularia**
Yeux : douleur remontant vers le cerveau . . . . **Grindelia**
Yeux : douleurs globes oculaires . . . . **Scutellaria**
Yeux : eczéma paupières supérieures . . . . **Carbolic acid**
Yeux : enflammés par allergie à l'herbe . . . . **Ambrosia Artemisaefolia**
Yeux : exophtalmie . . . . **Fucus vesiculosus**
Yeux : glaucome . . . . **Comocladia**
Yeux : globes oculaires douloureux + troubles vision
(couleurs grisâtres) . . . . **Guarea**
Yeux : hémi-anopsie D (affaiblissement champ visuel) . . . . **Lithium carbonicum**
Yeux : inflammation de l'angle externe . . . . **Silicea**
Yeux : inflammation de l'angle interne . . . . **Kali bichromicum**
Yeux : inflammation des paupières . . . . **Euphorbia resinifera**
Yeux : irrités + lumière fait mal au yeux . . . . **Mucor mucedo**
Yeux : larmoiement abondant (par courant d'air) . . . . **Guarea**
Yeux : larmoiement chaud . . . . **Eugenia jambosa**
Yeux : larmoiement par la lecture. . . . . **Phenobarbital**
Yeux : myosis (hypercontraction pupillaire) . . . . **Physostigma**
Yeux : myosis constant qui nuit à la vision nocturne . . . . . . **Physostigma**
Yeux : orgelets récidivants . . . . **Staphysagria**
Yeux : paupières collées le matin . . . . **Euphorbia resinifera**
Yeux : paupières qui grattent . . . . **Sabadilla**
Yeux : piquent, obligent à frotter souvent . . . . **Senega**
Yeux : prurit avec agglutination des paupières. . . . . **Gambogia**
Yeux : ptosis (chute de la paupière supérieure) . . . . **Physostigma**
Yeux : pupilles dilatées (mydriase permanente). . . . . **Ailanthus glandulosa**
. . . . **Guaiacum**
. . . . **Stramonium**
Yeux : pupilles instables, dilatées puis contractées,
avec vision difficile. . . . . **Solanum nigrum**
Yeux : rouges + larmoyants . . . . **Sabadilla**
Yeux : semblent tirés en arrière . . . . **Kalmia latifolia**
Yeux : sensation de vent qui sort des yeux . . . . **Fluoric acid**

Yeux : sensibles à l'air froid........................ **Clematis erecta**
Yeux : spasmes................................ **Physostigma**
Yeux : traumatismes.............................. **Symphytum**
Yeux : troubles de l'accommodation .... **Ruta graveolens**
Yeux : vertiges et nausées en fermant les yeux .... **Theridion**

****

Zona .... **Cedron**
.... **Grindelia**
Zona : avant éruption (signe la fin de son indication) ..... **Dolichos pruriens**
Zona : avec vésicules rouge feu .... **Mezereum**
Zona : surtout thoracique, plutôt à G .... **Asterias rubens**

Classement par Produits

Abrotanum
Aurone mâle

Aggravations : à l'air froid
Aggravations : par suppression des sécrétions
Amaigrissement : intense, surtout membres inférieurs + grande faiblesse
Améliorations : par le mouvement
Ballonnements
Comportement : a du mal à tenir la tête droite (grande faiblesse)
Diarrhée : alternée avec douleurs osseuses ou articulaires
Dos-membres : douloureux
Douleur : membres + dos
Douleur : osseuse ou articulaire alternée avec diarrhée
Douleur : rongeante de l'estomac
Estomac : douleurs rongeantes
Faiblesse : a du mal à tenir la tête droite
Faiblesse : importante + amaigrissement intense (surtout membres inférieurs)
Membres-dos : douloureux
Sensation : froid qui entraîne gémissements
Vomissements : grande quantité liquide malodorant

Absinthium
Absinthe

Agitation (enfants clowns)
Alcoolisme
Enfant : agitation (clowns)
Épilepsie
Excitation physique

Hallucinations visuelles effrayantes
Kleptomanie
Langue : tremblante ressentie comme gonflée
Mémoire : défaillante pour évènements récents
Spasmes
Tics faciaux
Tremblements
Vertiges : vers l'arrière

Actea spicata
Actée en épis
Herbe de Saint-Christophe

Abdomen : douleur du bas ventre
Aggravations : après avoir mangé
Aggravations : après avoir parlé
Aggravations : par mouvements + contact (rhumatismes)
Articulations : gonflées par effort qui aggrave la douleur
Articulations : rhumatismes des petites articulations
Bouche : mâchoires sensibles
Déformations rhumatismales
Dents + tempes : douloureuses + sueur du front
Doigts : rhumatisme + œdème phalanges distales (bout des doigts)
Douleur : articulations gonflées aggravée par l'effort
Douleur : bas ventre
Douleur : déchirantes + piquantes aggravées par mouvement ou contact
Douleur : doigts, orteils, poignet, lombes
Douleur : rhumatismale
Douleur : rhumatismale poignets (surtout le D)
Douleur : tempes-dents + sueur du front
Nez : rouge + qui coule
Nodosités rhumatismales
Oppression respiratoire
Poignets : douleur rhumatismale (surtout à D)
Respiration : oppression
Rhumatisme : doigts (avec œdème du bout)
Rhumatismes déformants
Sensation : bouillonnement de tête, aggravé par café, amélioré par grand air
Sensation : faiblesse paralytique

	Sensibilité : des mâchoires Spasmes : pulsations région hépatique Spasmes : rénaux Spasmes : tout le corps Spasmes : vasculaires Sueur : front, due à douleur des tempes et des dents Tempes, dents : douloureuses avec sueur du front Tête : bouillonnement aggravé par le café, amélioré au grand air
Agaricus Muscarius *Amanite tue-mouches ou Fausse Oronge*	Agitation extrême Désintérêt de tout Diplopie Doigts : engelures très douloureuses Dysmétrie (troubles amplitude des mouvements) Engelures : très douloureuses Foie : douleurs région hépatique Incoordination Maladresse manuelle Peau : froide + veines gonflées Peau : taches rouges + dures + prurigineuses + brûlantes (insupportable) + gonflement Peur de rien Sensation : être transpercé par des aiguilles de glace Tête : toujours en mouvement Toux : suivie d'éternuements Vertiges : à la lumière Vision : yeux écarquillés, modification de la taille des objets
Agnus castus *Gattilier* *Poivrier des moines*	Blennorragies à répétition Comportement : pressentiments de maladie + dépression Comportement : triste + rumine idées de mort Comportement femme : redoute les rapports + tristesse + palpitations Dépression + baisse énergie vitale entraînant impuissance Génital : blennorragies à répétition Génital : organes génitaux froids

Génital : sperme émis sans éjaculation (fluide et transparent)
Génital femme : règles pauvres
Humeur : dépressive
Impuissance : + dépression + perte libido + vieillissement précoce
Impuissance : due à dépression + baisse énergie vitale
Pupilles : dilatées (en mydriase)
Règles : insuffisantes
Selles : molles + impression que l'intestin suit
Sensation : odeur de hareng ou de musc
Sexualité : impuissance + dépression + perte libido + vieillissement précoce
Sexualité : pas d'érection ni désir
Sperme : émission sans éjaculation, fluide et transparente
Yeux : dilatation des pupilles

Agraphis Nutans
Jacinthe des bois
Endymion

Diarrhée : après coup de froid au vent
Enfant : hypertrophie des amygdales et/ou des végétations
Enfant : mutisme infantile
Otite : séreuse (oreille moyenne pleine de liquide)
Respiration enfant : bruyante, bouche ouverte
Rhume : sensibilité au vent
Surdité : évolutive après otite séreuse due aux végétations

Agraphis Nutans (3CH)

Amygdales enfant : hypertrophie + végétations
Respiration : se normalise
Végétations enfants : hypertrophie + amygdalite

Ailanthus glandulosa
Faux vernis du Japon
Ailante

Angine : grave
Bouche : déglutition pénible
Bouche : langue sèche
Cœur : pouls déprimé
Comportement : demi conscient, parfois confus, halluciné
Déglutition : pénible + langue sèche
Diarrhée : fréquente + débilitante
Fièvre

Gorge : angine grave
Gorge : mononucléose infectieuse
Gorge : oedématiée
Gorge : tuméfiée
Infection : sévère, streptococcique
Langue : sèche + déglutition pénible
Mononucléose infectieuse
Nez : coule épais
Œdème : gorge
Pouls : déprimé
Pupilles : dilatées (en mydriase)
Scarlatine
Tête : congestionnée
Visage : peau violacée (acajou)
Yeux : pupilles dilatées (mydriase permanente)

Alfalfa
Luzerne cultivée
Trèfle de Bourgogne

Anorexie : vire parfois à boulimie
Comportement : grignote sans arrêt, surtout sucreries
Enfant (jeune) : stimulant de l'appétit
Soif : permanente chez anorexiques
Sommeil : favorise sommeil profond et réparateur (dort plus tard le matin)
Tonique général, revigorant

Alfalfa (3CH)

Appétit : stimulant chez jeunes enfants

Allium sativum
Ail

Appétit : d'ogre
Bouche : langue blanche avec papilles rouges
Bronches : ronchus (gros râle sec)
Constipation
Douleur : hanche G chez pléthoriques, gros mangeur de viande
État général : améliore
Expectoration : difficile après lever + déclenchée par air froid
Fièvre
Hanche G : douleur (chez pléthoriques, mangeurs de viande)
Hémoptysie
Intestin : active le péristaltisme
Langue : blanche + papilles rouges

Oreilles : bouchées + tête lourde + tempes qui battent
Péristaltisme : active
Poumons : hémoptysie
Respiratoire : ronchus (gros râle sec)
Salive : douceâtre
Soif : absente chez pléthorique enrhumé
Tempes : qui battent (tête lourde, oreilles bouchées)
Tête : lourde (tempes qui battent, oreilles bouchées)
Toux
Toux : après lever, expectoration difficile, déclenchée par air froid
Vasodilatateur

Ambra Grisea
Ambre gris

Améliorations : à l'air libre
Émotivité
Hypersensibilité : à la musique
Hypersensibilité générale
Prurit : parties génitales
Timidité extrême

Ambrosia Artemisaefolia
Ambroise à feuilles d'armoise

Allergie : au gazon
Bronches : irritation due à une allergie à l'herbe (possibilité crises d'asthme)
Coryza : aqueux + allergie à l'herbe
Épistaxis : par allergie à l'herbe
Éternuements : suivis d'épistaxis quand allergie à l'herbe
Nez : allergie à l'herbe
Paupières : enflammées + allergie à l'herbe
Trachéite : irritation due à une allergie à l'herbe (asthme possible)
Yeux : enflammés par allergie à l'herbe

Ammonium carbonicum
Carbonate d'Ammonium

Aggravation (femmes) : durant les règles trop abondantes
Aggravations : à l'humidité
Aggravations : au froid
Aggravations : en se lavant
Aggravations : le soir
Améliorations : par temps sec

Améliorations : sur côté douloureux
Améliorations : sur l'estomac
Angoisse : aux battements du cœur
Cœur : insuffisance cardio-rénale
Cœur : ressent angoisse à ses battements de cœur
Comportement : devient malpropre
Comportement : se laisse aller moralement et physiquement
Comportement : triste + impressionnable + ne supporte pas la conversation
Épistaxis : en se lavant figure et mains
État : personnes grasses + sédentaires
Etat : sédentaire et gras
Expectoration : gluante + spumeuse + tachée de sang
Extrémités : cyanosées + glacées
Insuffisance rénale : retentit sur cœur et poumon
Laisser-aller moral et physique
Mains-pieds : glacés + bleus
Nez : bouché la nuit
Nez : épistaxis en se lavant figure et mains
Pieds-mains : glacés + bleus
Reins : insuffisance cardio-rénale
Reins : insuffisance qui retentit sur cœur et poumon
Respiration : difficile + aggravée à l'effort (montée de quelques marches)
Respiration : râles crépitants (œdème pulmonaire)
Respiratoire : insuffisance
Sensation : angoisse aux battements du cœur
Toux : réveille à 3h matin
Urines : blanches, sableuses, abondantes, troubles, parfois fétides

Amphetaminum sulfuricum
Sulfate d'Amphétamine

Angoisse : irritable avec logorrhée
Appétit : annihile (coupe-faim)
Attention : augmente
Bronches : dilatation
Cœur : palpitations
Cœur : tachycardie
Délire de persécution
Dépression : après angoisse irritable

Enfant : inconscient du danger
Épuisement : après angoisse irritable
Éveil : stimule
Hallucinations visuelles et auditives
Hypertension artérielle (H.T.A.)
Insomnie
Palpitations
Suicide : tentatives
Tachycardie
Vasodilatateur
Vigilance : augmentation
Violence en groupe

Anagallis arvensis
Mouron rouge

Céphalée : améliorée avec café
Comportement : rit trop facilement
Crampes : des doigts et surtout du pouce
Douleur : goutteuse épaules et bras
Dysidrose (proche eczéma, éruption de vésicules mains-pieds)
Goutte : douleur épaules + bras
Mains : crampes doigts, surtout pouce
Mains : éruption sèche ou vésiculeuse (paumes + doigts)
Mains-pieds : démangeaisons
Mains-pieds : dysidrose (proche eczéma)
Peau : élimination échardes ou verrues
Peau : prurigineuse + vésicules (qui peuvent s'ulcérer aux articulations)
Peau des mains : éruption sèche ou vésiculeuse (paumes + doigts)
Pieds-mains : démangeaisons
Pieds-mains : dysidrose (proche eczéma)
Prurit : mains ou pieds
Urines : brûlures en urinant (et en plusieurs fois)
Verrues

Anantherum
Vétiver
Chiendent des Indes

Bouche : langue aux bords fissurés
Cheveux : grande amélioration
Langue : bords fissurés
Ongles : troubles trophiques

	Peau : lésions avec démangeaisons
	Peau : lésions donnant ulcères ou abcès
	Pieds : sueurs profuses + mauvaise odeur
	Seins : gonflement
	Seins : plaies du mamelon
	Sourcils : avec verrues
	Sueur : profuse des pieds avec mauvaise odeur
	Urines : mictions pressantes, vessie comme rétrécie
	Urines : troubles, mousseuses + rétention difficile
	Verrues : dans sourcils
	Vessie : comme rétrécie avec miction pressante
Angustura	Articulations : qui craquent (marche difficile)
Angusture d'Amérique du Sud	Bouche : goût amer
	Coliques + diarrhée avec brûlure anale
	Contractures musculaires (avec besoin de s'étirer)
	Désir irrésistible de café
	Diarrhée : avec coliques + brûlure anale
	Digestif : irritation avec goût amer + désir de café + éructations + coliques + diarrhée.
	Digestion : coliques + diarrhée + brûlure anale
	Digestion : éructations
	Dos : douleur du haut en bas + spasmes portant en arrière
	Douleur : dos (du haut en bas) avec spasmes le portant en arrière
	Éructations
	Extrémités : refroidies
	Mains-pieds : refroidis
	Muscles : contractures (avec besoin de s'étirer)
	Muscles : en boules + se nouent
	Muscles : tendus + raides
	Pieds-mains : refroidis
	Sensation : raideur + besoin de s'étirer
Antimonium sulfur aureum	Acné : prurigineuse sur le visage
Soufre doré d'Antimoine	Bronches : encombrées de mucus
	Bronchite importante
	Congestion pulmonaire (base G, sujet très âgé)
	Gériatrie : congestion pulmonaire (base G)

Gorge : irritée
Larynx : chatouillement
Nez : épistaxis en buvant
Nez : irrité
Odorat : perte
Pneumonie grave (avec hépatisation grise)
Poumons : congestion pulmonaire (base gauche, sujet très âgé)
Selles : urgentes + beaucoup de gaz
Thorax : forte constriction
Toux : sèche + douloureuse
Visage : acné prurigineuse

Apocynum cannabinum
Chanvre du Canada

Alcoolisme (phase terminale) : ascite
Anasarque (œdème généralisé)
Ascite : phase terminale alcoolisme
Cardio-vasculaire : pression artérielle basse
Circulation : cyanose
Circulation : jugulaires turgescentes
Circulation : reflux hépato-jugulaire
Cœur : cardiopathies valvulaires (stade ultime)
Coeur : fuite valvule tricuspide (souffle xiphoïdien)
Cœur : insuffisance ventriculaire droite
Cœur : pouls déprimé
Cœur : tachy - arythmie
Comportement : désorienté + agité + désespéré
Foie : ascite
Hydrocéphalie
Mal de Bright
Membres inférieurs : œdème
Muqueuses : gonflement
Néphrite chronique
Œdème
Œdème : généralisé
Peau : oedémateuse
Poumons : hydrothorax
Reins : néphrite chronique
Selles : liquides + irritantes ou incontinentes
Séreuses : gonflement

Tachy-arythmie
Urinaire : urines réduites ou absentes

Aralia racemosa
Aralie à grappes

Asthme : de début de nuit avec inspiration plus pénible qu'expiration
Diarrhée : avec prolapsus
Éternuements
Nez : écoulement irritant + important
Rectum : douloureux
Rhinite : au courant d'air
Sueur : profuse (pendant le sommeil)
Toux : aggravée si couché, après premier sommeil
Toux : asthmatiforme
Toux : banale
Transpiration : profuse pendant le sommeil

Aristolochia clematis
Aristoloche

Caractère : mauvais caractère
Céphalée : frontale améliorée par grand air et froid
Coryza : aqueux
Cystite : à répétition
Règles : insuffisantes
Urines : besoins urgents

Arsenicum iodatum
Iodure d'Arsenic

Artériel : sclérose artérielle
Cœur : déchéance du myocarde
Cœur : insuffisance cardiaque globale chez le vieillard
Cœur : insuffisance coronarienne
Cœur : tachy - arythmie
Expectoration : difficile + toux sèche
Frilosité extrême
Gériatrie : action importante sur le cœur
Nez : écoulement excoriant aggravé par éternuements
Peau : prurigineuse (psoriasis)
Peau : prurit aggravé par l'eau
Psoriasis
Sueur : trempé durant la nuit avec frissons
Toux : sèche + expectoration difficile
Vertiges : avec sentiment de tremblement intérieur

Artémisia vulgaris
Armoise

Absences mentales
Épilepsie (crises groupées)
Hypersensibilité : à la lumière
Règles : hyperménorrhée
Règles : trop abondantes
Somnambulisme
Spasmes : faciaux
Sueur : odeur d'alliacée
Tête : mouvement de rejet en arrière

Arum triphyllum
Navet indien

Bouche : langue douloureuse + rouge
Bouche : lèvres qui brûlent
Bouche : salive corrosive + acide + abondante
Bouche : s'écorche les lèvres jusqu'au sang
Bouche : sensation du palais à vif
Douleur : narines
État : infectieux
Gorge : se racle le pharynx sans cesse
Gorge : serrée + sensation de gonflement
Langue : rouge + douloureuse
Nez : complètement bouché, doit respirer par la bouche
Nez : écoulement excoriant
Nez : narines douloureuses
Nez : on s'écorche les narines jusqu'au sang
Peau : petites tâches rouges
Peau : zones douloureuses
Pharynx : raclements permanents
Poumons : douloureux
Rhino-pharyngite
Salive : corrosive + acide + abondante
Voix : déraille, ton mal contrôlé

Arundo donax
Canne de Provence

Allergie : brûlures et démangeaisons
Allergie : rhume des foins
Bouche : fissure commissures labiales
Bouche : langue fissurée
Bronches : sensation de brûlure
Coryza : spasmodique + prurit (narines, palais, oreilles)

Diarrhée : verte + brûlante
Dyspnée (problèmes respiratoires)
Eczéma : derrière les oreilles
Envie d'acidité
Expectoration : bleuâtre
Langue : fissurée
Mains-pieds : œdème + démangeaisons
Odorat : perte
Pieds : fissures entre les orteils
Pieds : odeur fétide de la sueur
Pieds-mains : œdème + démangeaisons
Prurit : narines + palais + conduit auditif + coryza
Prurit + brûlures allergiques
Respiratoire : dyspnée
Rhume des foins
Sueur : odeur fétide des pieds
Toux
Toux : expectoration bleuâtre
Urines : brûlantes avec dépôt rouge

Asarum europaeum
Asaret

Aggravations : par froid sec
Alcool : envie
Améliorations : par humidité chaude
Céphalée : fait perdre le fil de ses pensées
Désir d'alcool
Émotions : le fait frissonner
Frilosité extrême
Hypersensibilité : au bruit même minime
Hypersensibilité : nerveuse
Jambes : sensation de légèreté extrême
Selles : liquides + inodores + mal digérées
Scvragc tabac : adjuvant curc
Tabac : laisse un goût amer

Asterias rubens
Etoile de mer

Acné
Aggravations : au froid
Aggravations : la nuit
Aggravations : par café
Aggravations : par mauvais temps

Comportement : excitée+ hystérique + névralgique + ne peut être contrariée
Douleur : sein G jusqu' au bras et aux doigts
Ganglions axillaires (aisselles) : tuméfiés + noueux + durs
Génital : apparition des règles calment signes prémenstruels
Psoriasis
Sein G : douleur vers bras et doigts (à G)
Sein G : remède spécifique, même en cas de tumeur
Seins : rouges + gonflés (surtout G)
Sensation : sein rétracté vers l'intérieur
Sensation : tête chaude + air ambiant chaud
Tumeur : sein G
Visage : rouge, et boutonneux chez les jeunes
Zona : surtout thoracique, plutôt à G

Aurum muriaticum
kalinatum
Chlorure d'Or et de Potassium

Fibrome : hémorragique
Génital : fibromes hémorragiques
Génital : hémorragies utérines
Génital : métrorragie
Génital : utérus dur
Métrorragie
Règles : trop abondantes
Utérus : dur
Utérus : métrorragies

Aurum muriaticum natronatum
Chlorure d'Or et de Sodium

Circulation : sclérose vasculaire
Cirrhose hépatique (avec ou sans ictère)
Cœur : palpitations
Douleur : goutteuse
Fibrome (non hémorragique) : limite le développement
Foie : cirrhose hépatique (avec ou sans ictère)
Génital : col utérin induré
Génital : exocervicite ulcérée + leucorrhée
Génital : fibromes non hémorragiques (limite le développement)
Génital : ovaires durs + volumineux
Génital : testicule induré

Génital : utérus très volumineux (tout le petit bassin) + possibilité calcification
Goutte
Hypertension artérielle (H.T.A.)
Ovaires : durs + volumineux
Palpitations cardiaques
Proliférations tissulaires
Remède féminin général
Testicule : induré
Tissus : proliférations
Utérus : col induré, exocervicite ulcérée avec leucorrhée
Utérus : très volumineux (tout le petit bassin), possibilité calcification

Avena sativa
Avoine

Alcoolisme
Appétit : stimulant chez jeunes enfants
Comportement : nerveux (hyper)
Enfant (jeune) : stimulant de l'appétit
État : maladies débilitantes
Impuissance : de tous ordres
Maladies débilitantes (alcoolisme en particulier)
Sexualité : impuissances de tous ordres
Tonique général, revigorant

****

Badiaga
Eponge d'eau douce

Cauchemars : affreux
Cellulite
Céphalée : vers globes oculaires + gêne du regard
Comportement : émotif mais vif
État : fiévreux + assoiffé
Expectoration : mucus bronchique + toux
Fièvre + soif
Jambes : œdème
Œdème : jambes
Peau : des pieds très sensible
Pieds : sueurs profuses (avec peau très sensible)
Sensation : respiration chaude
Sommeil : avec cauchemars affreux

Sueur : pieds (avec peau très sensible)
Toux : avec expectoration mucus bronchique

Bellis perennis
Pâquerette

Abcès : tendance aux
Aggravations : avant orage
Aggravations : bains chauds
Aggravations : bains froids
Aggravations : côté G
Aggravations : par vent froid
Articulations : douleurs niveau cuisses et quadriceps
Articulations : entorses
Circulation : musculature lisse vaisseaux sanguins
Courbatures des muscles
Douleur : articulations au niveau cuisses ou quadriceps
Ecchymoses
Engorgements (spécialement seins)
Entorses
Fatigue : après long voyage (courbatures)
Gérontologie : vertiges du sujet âgé
Grossesse : marche difficile car sensation spasme utérin
Muscles : courbatus
Peau : ecchymoses
Peau : tendance aux abcès
Seins : engorgement
Spasme utérin en marchant (femme enceinte)
Traumatismes : suites de
Vertiges : du sujet âgé

Benzoïc acid
Acide benzoïque

Acide urique : grand remède
Articulations : craquements
Articulations : douleurs tendons d'Achille
Comportement : du mal à se concentrer, oublie mots et syllabes en écrivant
Comportement : pessimiste + rumine de vieilles histoires tristes
Comportement bébé : grincheux + veut être porté dans les bras
Douleur : tendon d'Achille + craquements des articulations

Enfant : énurésie
Énurésie de l'enfant
Goutte
Œdème : localisé
Peau : oedèmes localisés
Urinaire : grand remède de l'acide urique
Urines : épouvantablement fétides
Urines : fétides, troubles (coulent goutte à goutte après blennorragie)

Berberis aquifolium
Mahonia d'Amérique du Nord

Acné
Bouche : langue chargée + jaune
Brûlure estomac : avec sensation de faim même après manger
Eczéma
Estomac : brûlures + sensation de faim même après le repas
Langue : recouverte enduit jaune
Migraine : biliaire
Peau : psoriasis
Peau : sèche + écailleuse + rêche + boutons (cuir chevelu, cou, visage)
Prurit : en général
Psoriasis
Vésicule Biliaire : migraines vésiculaires

Bismuthum
Bismuth

Bouche : dents douloureuses soulagées par froid
Bouche : gencives tuméfiées
Bouche : goût métallique
Comportement : angoissé par sa santé + ne supporte pas la solitude
Comportement : recherche la compagnie
Comportement : vomit l'eau alors que le vin passe très bien
Crampes : des mains et des pieds
Dents : douloureuses + soulagées par froid
Diaphragme : douleurs pinçantes
Diarrhée : avec aggravation de la soif
Digestif : irritation générale du tube
Digestion : longue + renvois fétides

Douleur : pinçante au niveau diaphragme
Envie d'eau fraîche qui ne passe pas
Estomac : sensation de poids
Estomac : sténose pylorique
Gencives : tuméfiées + soulagées par froid
Goût : métallique en bouche
Langue : blanche ou noirâtre sur les bords
Mains-pieds : crampes
Membres : faibles + refroidis
Pieds-mains : crampes
Pylore : sténose
Sensation : poids sur l'estomac
Soif : aggravée par diarrhée
Vomissements : flots d'aliments accumulés depuis plusieurs jours

Borax
Borate de Sodium

Aggravations : par mouvement de descente (avion, ascenseur)
Aphtes
Comportement : nerveux, a peur du moindre bruit
Douleur : sein quand l'autre allaite
Peau : malsaine (parfois avec psoriasis)
Peur du moindre bruit
Psoriasis : sur peau malsaine
Seins : douleur de l'un quand l'autre allaite
Selles : boueuses + fétides
Urines : chaudes

Bovista
Vesse de loup

Comportement : maladroit
Comportement : ne supporte pas la taille serrée
Digestion : spasmes intestinaux améliorés en mangeant
Génital : kyste ovarien
Génital : métrorragie
Intestin : spasmes améliorés en mangeant
Intolérance : ne supporte pas la taille serrée
Kystes aux ovaires
Métrorragie
Ovaires : kystes
Peau : fragile, marque facilement

Règles : exclusivement nocturnes + diarrhée + sensation de bouffissure généralisée
Sensation : augmentation de volume du corps et surtout de la tête
Urticaire : aggravée par eau et énervement
Utérus : métrorragies

Bromium
Brome

Aggravations : à la chaleur
Aggravations : au repos
Aggravations : dans pièce chaude
Aggravations : le soir
Aggravations : par temps humide
Aggravations : sur côté G
Améliorations : à la mer
Améliorations : en mer ou bord de mer
Améliorations : par exercice
Asthme
Déglutition : douloureuse
Déprime : avant les règles
Douleur : à la déglutition
Douleur : seins (surtout le G) + sensibles à la pression
Ganglions : parotidite
Ganglions sous maxillaires : durs à la pression
Génital : kyste ovaire G
Goitre
Gorge : irritée
Kystes de l'ovaire G
Laryngite aiguë
Nez : chatouille
Ovaire G : kyste
Parotidite
Règles : trop abondantes + trop tôt + filaments membraneux
Respiration : inspiration difficile
Respiratoire : difficultés
Rêves : avec situations fantastiques
Seins : douloureux (surtout le G) + sensibles à la pression
Sensation : bronches pleines de fumée

Sensation : quelqu'un regardant au-dessus de son épaule
Sommeil : rêves avec situations fantastiques
Toux : rauque
Toux : sèche + douloureuse + étouffante + rauque avec inspiration difficile

****

Cactus grandiflorus
Cactus à grandes fleurs

Aggravations : à l'effort
Aggravations : entre 11h et 23h
Aggravations : sur côté G
Améliorations : en plein air
Angor
Artériel : améliore fibres artères coronaires
Artériel : baisse de la pression
Biliaire : améliore les fibres des voies biliaires
Céphalée : côté D + toujours à la même heure
Céphalée : vertex battant (ne peut manger)
Circulation artères : palpitation des carotides
Cœur : angor
Cœur : endocardite
Cœur : myocarde (début décompensation)
Cœur : péricardite
Cœur : sensation de serrement jusqu'au bras G
Cœur : tachycardie
Comportement : triste + taciturne + gémissant
Endocardite
Gorge : contractions + suffocation venant du thorax + palpitations carotides
Intestin : stimule les fibres musculaires
Membres inférieurs : œdème
Muscles lisses et circulaires : améliore
Myocarde : début de décompensation
Œdème : membres inférieurs
Œsophage : améliore les fibres musculaires
Péricardite
Tachycardie
Thorax : contractions avec suffocations et palpitation des carotides

	Vésicule Biliaire : améliore les fibres des voies biliaires
Cajuputum *Cajeput (Huile Essentielle)*	Anxiété : avec violentes palpitations ou convulsions tétaniformes Anxiété + convulsions tétaniformes ou violentes palpitations Bouche : langue enflée Diarrhée : profuse Digestion : coliques + ballonnements + gaz précédés de hoquet Essoufflement Flatulences spasmodiques Gorge : sensation d'étranglement en avalant Hoquet Hoquet : à la moindre occasion, suivi de coliques, ballonnements et gaz Langue : enflée Œsophage : spasmes Sensation : étranglement de la gorge permanent (surtout s'il avale) Sensation : grosse tête Spasmes : œsophage
Caladium seguinum *Dieffenbacchia*	Caractère : oublieux Caractère : toujours dans le vague Céphalée Déprime : avec peur d'avoir à bouger Déprime : avec tendance à rester couché Déprime : physique et mentale après abus tabac Déprime : physique et mentale après excès sexuels Sensation : estomac plein d'aliments froids Sensation : estomac qui palpite Sensation : froid de zones localisées du corps Sexualité : érection en demi-sommeil disparaissant au réveil
Caladium seguinum (1CH)	Sevrage tabac
Calcarea carbonica *Carbonate de Calcium*	Aggravations : à la pleine lune

Calcarea hypophosphatica *Hypophosphite de Calcium*	Améliorations : en mangeant Avant-bras, mains : distension des veines Avant-bras, mains : tendues comme des cordes Céphalée : lourde + impression de plénitude d'une tempe à l'autre Comportement : tendance déprimée + peu envie de bouger (rem. Fem.) État : de maigreur Faim : canine revenant deux heures après repas Fatigue : intense + trempé de sueur + essoufflé Maigreur Mains-avant-bras : distension des veines + tendues comme des cordes
Capsicum *Piment*	Amélioration (état général) : par la chaleur Caractère : peu enclin à l'effort Caractère : sujet gras, indolent, casanier Caractère : tenue négligée Déprime : recherche la solitude Déprime suicidaire Désir d'alcool État : aller à la selle donne soif État : boire fait frissonner Hypersensibilité générale Nostalgie Otite Peur du moindre courant d'air Pharyngite Soif : intense due à stomatite fétide Stomatite fétide
Carbolic acid *Acide phénique*	Bouche : déglutition difficile Bouche : haleine fétide Céphalée : en bandeau douloureux (pensée difficile) + fatigue considérable Constipation : avec selles noirâtres fétides Crampes : dans le haut des jambes en marchant Déglutition : difficile + haleine fétide Digestion : éructations Digestion : vomissements verdâtres

Douleur : petit bassin
Eczéma : paupières supérieures (spécialement)
Éructations : avec vomissements verdâtres
Fatigue : + céphalée en bandeau douloureux + pensée difficile
Génital : leucorrhée blanche irritante + mauvaise odeur
Haleine : fétide + déglutition difficile
Jambes : crampes haut des jambes en marchant
Leucorrhée : irritante + mauvaise odeur
Nez : hyperacuité odorat
Odorat : hyper-acuité
Paupières supérieures : eczéma
Peau : vésicules + bulles ulcérées + sensation brûlures pruriantes
Selles : noirâtres + fétides + constipation
Stomatite : brûlure de la bouche à l'estomac
Urines : fétides
Vomissements : verdâtres + éructations
Yeux : eczéma paupières supérieures

Carboneum sulfuratum
Sulfure de Carbone

Acouphènes
Alcoolisme
Anesthésie généralisée (sidération)
Ballonnements mobiles
Douleur : névritique (nerfs) + parésie
Enfant : excité + agité + violent
Enfant : se fait mal exprès
Enfant : se frappe jusqu'à mutilation
Excitation psychique
Excitation sexuelle
Frilosité
Hallucinations visuelles et auditives
Intestin : ballonnements mobiles
Névrite
Oreilles : acouphènes
Parésies
Paresse intellectuelle
Sciatique
Stupeur

Troubles de l'humeur
Vertiges

Carduus marianus
Chardon Marie

Alcoolisme
Appétit : perte
Aversion : au salé
Bouche : goût amer
Bouche : langue épaissie
Constipation
Douleur : vésicule
Épigastre : palpation déclenche nausées
Foie : améliore le système porte
Foie : douleurs transversales + aggravées couché côté G
Foie : gros + mou ou dur + lobe gauche sensible
Foie : ictère + lithiase biliaire + prurit nocturne + grande apathie
Foie : ictères viraux ou microbiens
Foie : palpation déclenche nausées
Goût : amer en bouche
Hémorragies : variées
Ictère + lithiase biliaire + prurit nocturne + grande apathie
Ictère viral ou microbien
Jaunisse + lithiase biliaire + prurit nocturne + grande apathie
Jaunisse virale ou microbienne
Langue : épaisse
Lithiase biliaire + ictère + prurit nocturne + grande apathie
Nausées : + vomissements liquide verdâtre et acide
Selles : difficiles + fragmentées + jaune clair
Système porte, foie : améliore
Urines : foncées
Vésicule Biliaire : palpable, douloureuse
Vomissements : liquide verdâtre, acide + nausées

Caulophyllum *Cohosh bleu* *d'Amérique du Nord*	Accouchement : atonie et rigidité du col de l'utérus Accouchement : contractions utérines sans progrès dilatation Accouchement : évite la perfusion Articulations (petites) : douleurs Articulations (petites) : douleurs erratiques avec troubles de règles peu abondantes + spasmes Cœur : douleur précordiale Douleur : erratique petites articulations (orteils, doigts, poignets, chevilles) Douleur : précordiale Douleur : variée, profonde ou superficielle Estomac : spasmes gastriques Génital : atonie utérine Mains : impression de coupure main fermée Peau : pityriasis versicolor Pityriasis versicolor Précordialgie Règles : peu abondantes + douloureuses Remède féminin général Spasmes : gastriques Utérus : atonie Utérus : rigidité du col, atonie à l'accouchement
Ceanothus americanus *Céanote américaine* *Thé de Jersey*	Alcoolisme (très efficace chez vieux alcooliques) Diarrhée : pressante Latéralité : G (spécifique rate) Rate (splénomégalie) : très volumineuse + douloureuse + gêne position assise et couché côté G Rate : toutes affections (anciens paludéens) Splénomégalie : rate volumineuse + douloureuse + gêne position assise et couché côté G Urines : mictions impérieuses, mousseuses, verdâtres + pigments biliaires et sucre
Cedron *Cedron*	Céphalée : aggravée dans le noir Céphalée : d'une tempe à l'autre Douleur : crises toujours à la même heure Douleur : périodique mains + pieds (plutôt côté D) Mains-pieds : douleurs périodiques (plutôt côté D)

Nervosité + sensibilité + sensualité
Névralgie : crises toujours à la même heure
Paludisme : rechutes
Zona

Cenchris contortrix
Serpent à tête cuivrée du Mexique

Angoisse+ essoufflement + ne peut rester en repos
Comportement : angoissé + essoufflé + agité + ne peut rester au repos
Humeur changeante
Latéralité : D
Sensation : cœur gonflé occupant toute la poitrine
Sexualité : désir sexuel excessif
Soif : de petites quantités d'eau
Sueur : profuse

Cereus serpentinus
Cactus serpentum

Bouche : se mord facilement à l'intérieur
Céphalée
Cœur : douleur possible
Colère verbale (grossièreté, jurons)
Concentration : étourderies grammaticales
Hypersensibilité : au froid
Incontinence : besoins urgents d'uriner
Maux de tête
Rages incontrôlées, pour rien
Sexualité : éjaculation douloureuse
Urines : besoins urgents (incontinence)

Chloralum
Chloral

Améliorations : au chaud
Enfant : terreurs nocturnes
Hallucinations : illusions ou bruits de voix + baisse visuelle
Incontinence : urinaire première partie de nuit (ne se réveille pas)
Sensation : parfois tout paraît blanc
Urines : incontinence en première partie de nuit, ne se réveille pas
Urticaire : après consommation d'alcool

Chlorum
Chlore

Respiration : expiration difficile

Cimex lectularius
Punaise des lits

Aggravations : par alcool (avec céphalée frontale droite)
Articulations : douleurs
Céphalée : frontale D en buvant de l'alcool
Colères en actes (avec coups)
Comportement : violent (avec coups)
Douleur : articulations
Frissons (surtout couché)
Genoux : sensation de vent soufflant dessus
Rectum : ulcération
Selles : difficiles + sèches
Sensation : vent sur les genoux

Cinnabaris
Cinnabre
Sulfur rouge de Mercure

Douleur : canaux lacrymaux (tempe à oreille, profond dans orbite)
Génital : mycoses inguinales + prépuce enflammé + verrues saignantes
Génital : ulcération syphilitique cuivre rouge + adénopathies satellites
Sensation : être entraîné du côté D + gêne couché côté D
Sensation : lunettes trop lourdes sur nez
Yeux : conjonctive rouge + démangeaison oculaire
Yeux : douleur canaux lacrymaux (irradiant vers tempe et oreille)

Cinnamomum
Cannelle de Ceylan

Épistaxis ou hémorragie intestinale (pendant règles)
État : très affaibli (cancéreux)
Hémorragie : chez femme enceinte (terme dépassé)
Hémorragie : intestinale ou épistaxis, pendant les règles
Hémorragic : post-partum, ou suite de chute
Hémorragies multiples : nez, poumon, intestin
Règles : en avance + abondantes + longues + sang rouge brillant

Cistus canadensis
Ciste du Canada
Herbe à la glace

Adénopathie
Diarrhée
État : frilosité extrême
Frilosité extrême

Ganglions lymphatiques : adénopathie
Gorge : sèche
Peau : démangeaisons
Prurit : cutanés
Seins : induration

Clematis erecta
Clématite droite
Flamme de Jupiter

Dents : maux aggravés par tabac
Douleur : cordon spermatique droit
Douleur : testicule D
Douleur : testicule D, surtout couché sur côté D
Génital : douleur testicule D surtout couché de ce côté
Peau : prurit de l'occiput
Prurit : de l'occiput
Testicule D : douloureux, surtout couché sur côté D
Urètre : chatouillis qui persiste après miction
Urinaire : pollakiurie (peu d'urines)
Urines : chatouillis dans urètre, persiste après miction
Urines : mictions intermittentes, enflure moitié droite du scrotum
Yeux : sensibles à l'air froid

Cobaltum
Cobalt

Aggravation (lombalgie) : en restant assis
Aggravations : par toute excitation
Amélioration (lombalgie) : en marchant
Céphalée : penché en avant
Comportement : neurasthénique + agité + fatigué + émerge difficilement le matin
Douleur : lombaire + pertes séminales sans érection
Douleur : urétrale dans testicule D (avec écoulement éventuel)
Génital : douleurs urétrales dans testicule droit (avec parfois écoulement urétral)
Génital : pertes séminales aggravant l'état général + coupant les jambes
Humeur changeante
Impuissance : malgré rêves lascifs
Lombalgie + pertes séminales sans érection
Lombalgie aggravée assis + améliorée en marchant
Pertes séminales : aggravent l'état général + coupent les jambes

Sexualité : impuissance malgré rêves lascifs
Sperme : pertes séminales aggravant l'état général + coupant les jambes

Cocculus indicus
Coque du Levant des Indes

Comportement : fredonne subitement d'une façon inconséquente
Comportement : triste + capricieux + trouve que le temps va trop vite
Décalage horaire
État : bâille constamment + somnolant
Extrémités : refroidies
Mains-pieds : refroidis
Mal des transports, décalage horaire
Pieds-mains : refroidis
Sueur : transpiration avec frissons
Transports : mal des

Comocladia
Guao

Aggravation (oculaire) : par mouvements des yeux
Aggravation (oculaire) : par source de chaleur
Aggravations : à la chaleur + repos
Aggravations : la nuit
Aggravations : par contact
Améliorations : au grand air
Douleur : thoracique vers les épaules
Glaucome
Peau : prurit + rougeur (généralisée ou locale en bandes)
Prurit : + rougeur généralisée
Prurit : + rougeur locale en bandes
Sensation : yeux trop gros
Thorax : douleurs thoraciques vers épaules
Visage : gonflé
Yeux : glaucome

Conchiolinum
Nacre

Articulations : chondrocalcinose
Calcification (croissance des enfants)
Calcifications tendineuses (adulte, sujet âgé)
Croissance : problèmes de calcification
Douleur : articulations (chondrocalcinose, goutte)

Douleur : extrémités des os longs avec gonflement (toucher douloureux)
Enfant : croissance + calcification
Goutte
Os : action sur cartilages de conjugaison
Os : calcifications tendineuses (adulte, sujet âgé)
Os : douleur extrémités des os longs + gonflement limité + toucher douloureux (mou puis induré)
Os : gonflement bout de diaphyse (jamais au milieu)
Os : ostéite + abcès possible
Ostéite : + abcès possible

Coriaria Myrtifolia
Corroyère - Herbe aux tanneurs

Épilepsie : secousses commençant par la tête

Crocus sativus
Safran

Aggravations : à jeun
Aggravations : couché
Aggravations : en fixant objets
Aggravations : le matin
Aggravations : par temps chaud
Améliorations : en plein air
Caractère changeant (excitation joyeuse à colère triste)
Comportement : lunatique
Nez : saigne des filaments de sang noir
Règles : longues + filaments de sang noir
Sensation : avoir un être vivant dans le sein D
Sensation : avoir un être vivant qui bouge dans le ventre
Vision : étincelles ou fumée devant les yeux

Crotalus cascavella
Crotale à tête de chien

Cauchemars
Envie de manger de la neige (sans envie d'eau ou de vin)
Estomac : reçoit les aliments comme des pierres
Gorge : brûlante
Hallucinations auditives chez le vieillard
Hallucinations tendant vers la fascination
Hallucinations visuelles chez le vieillard
Langue : violette

	Mental : symptômes aggravés la nuit Nez : saigne facilement Rectum : douleur en coup de poignard (avec eau froide) Sénilité : hallucinations auditives ou visuelles Sensation : atmosphère de mort Sensation : médiumnité lugubre Sommeil : peuplé de cauchemars Utérus : douleur en coup de poignard (à l'eau froide) Visage : rouge et congestionné
Cubeba *Cubèbe des Indes*	Enfant (petite fille) : leucorrhée crémeuse + irritante Expectoration : crachat odeur infecte Génital : leucorrhée (fillettes) crémeuse + irritante Gorge : irritée Intestin : remède des muqueuses Leucorrhée : crémeuse et irritante (petites filles) Muqueuses : respiratoires ou intestinales ou urinaires Nez : mucus coule sans arrêt dans gorge Nez : obstrué Respiratoire : muqueuses Sensation : contraction Urinaire : muqueuses Urines : envies fréquentes, qui brûlent ensuite Urines : troubles et sanglantes
Cupressus lawsoniana *Cyprès de Lawson d'Amérique*	Acouphènes Bourdonnements d'oreille Congestion : hépatique et portale Congestion : oreille interne Douleur : des jambes Douleur : gastrique violente aggravée par le thé Estomac : douleurs violentes aggravées par thé Foie : congestion hépatique ou portale Jambes : douleurs Oreille interne : congestion Oreilles : bourdonnements
Cuprum *Cuivre*	Spasmophilie : avec doigts crispés, crochus (mains d'accoucheur)

Cyclamen *Cyclamen*	Bouche : goût salé Caractère : morose Confiance en soi : manque Déprime Manque de confiance en soi Morosité Perfectionnisme Psychasthénie Scrupulosité excessive Soif : absence + goût salé dans la bouche Timidité Vision : troubles quand migraines
Cypripedium *Sabot de Vénus*	Affections aiguës éprouvantes (goutte, diarrhée) Génital : spermatorrhée Génital : vagin douloureux Insomnie : milieu de nuit Tête : maux de tête non spécifiques

****

Damiana *Turnère d'Amérique tropicale*	Frigidité féminine Génital : infection homme ou femme Incontinence : urinaire nocturne Infection : génitale homme ou femme Migraine Sexualité : frigidité féminine Urinaire : incontinence nocturne
Dermatophagoïdes *pteronyssimus* *Mite*	Allergie : aux acariens Mycoses : allergiques Peau : mycoses allergiques
Dolichos pruriens *Poil à gratter des Indes*	Aggravation (prurit) : en se grattant Aggravation (prurit) : par constipation Ballonnements Bouche : gencives douloureuses Comportement : grand nerveux + sensibilité exacerbée + latéralité D Constipation : aggrave le prurit

Constipation : avec prurit sans éruption
Douleur : gencives
Douleur : gorge en avalant
Douleur : sous maxillaire D (comme arête plantée)
Foie : gros
Foie : troubles hépato-vésiculaires
Gencives : douloureuses
Gorge : douloureuse en avalant
Hémorroïdes : brûlantes
Mâchoire droite : douleur type arête plantée
Peau : prurit sans éruption, chez constipés et vieillards
Peau : taches jaunes (sans éruption ni œdème)
Prurit : aggravé en se grattant
Prurit : aggravé par constipation
Prurit : sans éruption + constipation
Prurit : sans éruption chez constipés ou vieillards
Prurit : violent, épaules + coudes + genoux + cuir chevelu
Selles : décolorées
Vésicule Biliaire : troubles hépatovésiculaires
Vieillards : prurit sans éruption
Zona : avant éruption (signe la fin de son indication)

Doryphora
Doryphore d'Amérique du Nord

Bouche : brûle + langue brune
Brûlure : dans les canaux de l'organisme
Cauchemars : affreux
Coagulation difficile
Comportement : épuisé + prostré (aggravé par conversation)
Douleur : gastrique aggravée par nourriture et boisson
Douleur : gorge
Épuisement : + prostration (aggravé par conversation)
Estomac : douleurs aggravées par nourriture et boisson
État : œdème dur de tout le corps
Extrémités : tremblent
Fièvre
Gorge : douloureuse
Langue : brune dans bouche qui brûle
Mains-pieds : tremblants

Œdème : chronique et généralisé + insuffisance thyroïdienne
Œdème : non inflammatoire + très dur
Pieds-mains : tremblants
Prostration + épuisement (aggravé par conversation)
Sang : coagulation difficile
Sommeil : avec cauchemars affreux
Urines : mictions difficiles, brûlantes

Drosera
Rossolis
Herbe à la rosée

Aggravation (toux) : en essayant de parler (plus de souffle)
Aversion : dégoût des choses acides
Bouche : chatouillement du palais quand on est couché
Coqueluche
Hanches : douleur
Larynx : atteint par bacille de Koch
Larynx : chatouillement au coucher
Larynx : enflammé
Sensation : froid (même bien couvert), sauf visage
Toux : spasmodique coqueluchoïde (soir et après minuit)
Tuberculose (adjuvant)
Visage : chaud
Voix : rauque + paroles difficiles

Drymis
Magellan ou Winter d'Amérique (écorce)

Fibrome : + ménorragies ou métrorragies (remède d'urgence)
Génital : fibrome + ménorragies ou métrorragies (remède d'urgence)
Génital : métrite + ménorragies ou métrorragies (remède d'urgence)
Métrite : + ménorragies ou métrorragies (remède d'urgence)
Utérus : fibrome avec hémorragies, ménorragies et métrorragies (remède d'urgence)
Utérus : métrite avec ménorragies et métrorragies (remède d'urgence)

****

Echinacea
Echinacée d'Amérique du Nord

Abcès
Affections cutanées avec état général grave
Amygdales : chargées de membranes
Amygdales : ulcérées
Angine : gangréneuse
Anthrax
Bouche : commissures labiales fendues
Bouche : gencives rétractées + saignant facilement
Bouche : gencives saignent
Bouche : langue aux bords rouges
Bouche : langue brune
Bouche : langue qui pique
Bouche : salivation abondante
Comportement : prostré + confus + flux douloureux dans la tête
Écoulements fétides
État : infectieux grave
État général : dégradé
Fièvre puerpérale
Fièvre puerpérale (+ rétention purulente)
Frissons : dus à décharge bactérienne
Ganglions : chaînes ganglionnaires engorgées
Ganglions : satellites infectés
Gencives : rétractées + saignant facilement
Gencives : saignent
Gorge : amygdales ulcérées ou chargées de membranes
Gorge : angine gangréneuse
Gorge : pique de façon angoissante
Hypersialorrhée
Immuno-déficience + épuisement
Infection : favorise suppuration, donc élimination
Infection : grave (septicémie, angine gangréneuse, anthrax, phlegmon)
Infection : se généralise + complications (péritonite sur appendicite, méningite sur otite, septicémie sur angine)
Infection : suites morsures insectes (dans pays chauds et humides)
Langue : brune + qui pique + bords rouges

Langue : rôtie + sèche + rouge au bord
Lèvres : commissures labiales fendues
Lymphangite aiguë + ganglions
Nez : coule purulent + fétide
Paludisme
Peau : affections cutanées + état général grave
Phlegmon
Piqûres d'insectes : surinfectées
Plaies : surinfectées
Salivation : très abondante
Septicémie
Urines : pauvres, foncées
Urines : rares + albumineuses
Utérus : fièvre puerpérale

Echinacea (B.Dil. : 1ère ou 3ème CH)

Peau : abcès ou anthrax ou phlegmon ou états infectieux graves

Equisetum
Prêle

Cauchemars enfant + pipi au lit
Douleur : rénale droite + selles involontaires (femmes âgées)
Enfant : cauchemar + perte urines en dormant
Incontinence : urinaire chez les femmes âgées
Rein D : douleur descendant dans l'abdomen + besoin urgent
Rein D : douloureux + selles involontaires (femmes âgées)
Selles : involontaire + douleur rénale D (femme âgées)
Sommeil enfant : cauchemar + pipi au lit
Urines : incontinence chez femmes âgées
Vessie : douloureuse, pas de soulagement en urinant

Erigeron
Erigéron
Queue de renard d'Amérique du Nord

Ballonnements accompagnant dysenterie
Douleur : hanche D et ovaire D
Dysenterie + ballonnement
Dysurie : + hématurie
Epistaxis remplaçant les règles
Génital : métrorragie de sang rouge brillant + épistaxis remplaçant règles
Hanche et ovaire D : douleur
Hématurie avec dysurie

Hémorragie vicariante (qui remplace une autre fonction)
Hémorragies : en flot aux mouvements
Hémorragies : remplaçant les règles
Hémorroïdes : peuvent saigner comme le nez
Métrorragie : entrecoupée par leucorrhée
Métrorragie : sang rouge brillant + épistaxis remplaçant règles
Nez : épistaxis remplaçant les règles
Ovaire D + hanche D : douleur
Petit bassin : irritation rectum-vessie
Sensation : utérus risquant de sortir entre les jambes
Urinaire : dysurie + hématurie
Utérus : métrorragie de sang rouge brillant, avec épistaxis remplaçant règles

Ethyl sulfur dichlroratum
Ypérite

Bronches : bronchite capillaire
Bronchite capillaire
Broncho-pneumonie asphyxiante
Congestion : pulmonaire
Détresse respiratoire
Étouffement : sensation de manque d'air
Expectoration : noie le malade
Nez : les ailes du nez battent
Œdème : pulmonaire
Œsophage : spasmes
Peau : cyanosée
Pneumonie
Poumons : congestion pulmonaire
Poumons : œdème
Poumons : qui brûlent
Respiratoire : détresse (action puissante et rapide)
Toux : avec crachat saumoné et mousseux

Eugenia jambosa
Jambosier
Prune de Malabar (Indes)

Acné : avant et pendant les règles
Acné : simple, rosacée, nécrotique, douloureuse ou non
Céphalée : côté D
Comportement : excité communicatif
Comportement : triste réservé

Crampes : dans les pieds la nuit
État : nauséeux + amélioré en fumant
Larmoiement chaud
Nausées : état nauséeux amélioré en fumant
Orteils : fissures entre, + peau qui se rétracte laissant apparaître racine de l'ongle
Pieds : crampes la nuit
Pieds : fissures entre orteils + peau se rétracte (laisse apparaître racine de l'ongle)
Sensation : être ivre, tout paraît beau et agrandi
Yeux : larmoiement chaud

Eupatorium purpureum
Eupatoire
Herbe à la gravelle d'Amérique

Céphalée : côté G
Douleur : tendance à remonter
Sensation : lourdeur lombaire
Sensation : obstruction urètre (femme)
Sensation : vulve qui reste mouillée
Urines : désir d'uriner permanent, la vessie semble rester pleine
Urines : laiteuses ou sanglantes
Vessie : semble rester pleine, désir d'uriner permanent

Euphorbia resinifera
Euphorbe (résine)

Amygdales enfant : inflammation
Diarrhée : profuse
Enfant : amygdalites
Enfant : rhino-pharyngites
Erysipèle
Faim violente (avec sialorrhée et pyrosis)
Nez : prurit
Nez : sécrétions muqueuses
Paupières : collées le matin
Paupières : inflammation
Pharynx : sécrétions muqueuses
Prurit : nasal
Respiration : oppressée (comme si la poitrine ne s'ouvrait pas assez)
Rhino-pharyngite : enfant
Sensation : vide abdominal
Soif : de boissons froides

Toux : parfois asthmatiforme + sensation de chaleur dans poitrine
Toux : sèche
Yeux : inflammation des paupières
Yeux : paupières collées le matin

****

Fagopyrum
Sarrasin
Blé noir d'Asie

Aggravation (prurit) : au lit
Aggravation (prurit) : en se grattant
Aggravation (prurit) : par simple contact
Amélioration (prurit) : par eau fraîche
Cœur : palpitations + irrégularité du pouls (souvent rapide)
Digestion : éructations brûlantes améliorées par le café
Éructations : brûlantes améliorées par café
Éternuements : avec nez rouge qui coule
Foie : prurit sur régions pileuses chez hépatique
Gorge : irritée
Nez : rouge + qui coule + éternuements
Palpitations + irrégularité du pouls (souvent rapide)
Peau : chaude + oedémateuse
Peau : prurit à simple marbrure
Peau : prurit chez sujets âgés
Peau : prurit sans éruption
Peau : prurit sur régions pileuses chez hépatiques et sujets âgés
Peau : vésicules ou pustules ou phlegmons
Prurit
Prurit : aggravé au lit
Prurit : aggravé en se grattant
Prurit : aggravé par simple contact
Prurit : chez sujets âgés
Prurit : coudes ou genoux ou cuir chevelu ou paumes des mains
Prurit : marbrure + vésicules + pustules + phlegmons
Prurit : sur régions pileuses chez hépatique ou sujets âgés
Sensation : de courbatures généralisées

Fluoric acid
Acide fluorhydrique

Aggravation (prurit) : à la chaleur
Aggravations : à la chaleur
Aggravations : le matin
Aggravations : par boissons chaude
Améliorations : au froid
Améliorations : en marchant
Angiomes
Bouche : dents cariées très tôt, sensibles au froid, fistules qui suppurent
Calvitie
Cheveux : calvitie
Cicatrices chéloïdiennes : assouplissement, atténuation, disparition
Circulation veineuse : varices
Comportement : gai et plein d'entrain dans situations impressionnantes
Comportement : mange épicé + meurt de soif (d'eau froide)
Comportement : ne se sent responsable de rien, désintérêt de ses enfants
Dents : cariées très tôt + sensibles au froid + fistules qui suppurent
Diarrhée : due aux boissons
Irresponsable
Os (petits et crâniens) : exostoses
Os (petits et crâniens) : lésions se nécrosant ou suppurant
Peau : angiomes
Peau : cicatrices chéloïdiennes
Peau : prurit des orifices + scrotum
Peau : prurit qui s'aggrave à la chaleur
Prurit : aggravé par la chaleur
Prurit : des orifices + du scrotum
Sensation : vent qui sort des yeux
Soif : boissons donnent la diarrhée
Soif : meurt de soif d'eau froide car mange trop épicé
Sueur : abondante avec mauvaise odeur
Varices
Veines : varices
Yeux : sensation de vent qui sort des yeux

Fraxinus americanus *Frêne blanc d'Amérique du Nord*	Céphalée : en arrière de la tête + zones chaudes Crampes : des pieds Fibrome Génital : gros utérus Génital : leucorrhée aqueuse + non irritante Leucorrhée : aqueuse, non irritante Pieds : crampes Règles : douloureuses Utérus : très volumineux
Fucus vesiculosus *Varech vésiculeux*	Ballonnements (après repas) : apaise Chaleur du visage après repas (qui ne dure pas) Constipation : persistante + maux de tête Exophtalmie Goitre : sans perturbations Oppressions post-prandiales : apaise Sensation : réplétion ou pesanteur après repas Thyroïde : améliore sa fonction Thyroïde : goitre sans perturbations Yeux : exophtalmie
Fumaria *Fumeterre*	Foie : troubles généraux

****

Gambogia *Gomme Gutte*	Abdomen : grondements, très sensible à la pression Bouche : langue + gorge sèches Coccyx et sacrum douloureux Diarrhée : explosive + soulagement immédiat (vieillard) Douleur : gastriquc (brûlure) Douleur : sacrum + coccyx Estomac : brûlures Éternuements Gorge : sèche + langue sèche Langue : sèche + gorge sèche Prurit : oculaire (agglutination des paupières) Rectum : sensation de brûlure soulagée par les selles Sacrum + coccyx : douloureux

Selles : bilieuses (sujet âgé, l'été) après diarrhée soudaine
Somnolence
Tête : lourdeur
Yeux : prurit avec agglutination des paupières

Glycerinum
Glycérine

Affaiblissement général
Coryza : avec nez bouché
Diabète consomptif (adjuvant)
État : affaiblissement général
Faiblesse : générale
Nez : bouché + coryza
Pneumonie
Règles : longues + épuisantes
Respiratoire : coryza + nez bouché + toux hachée + pneumonie éventuelle
Toux : hachée
Urines : profuses, claires + glycosurie

Glycyrrhiza
Réglisse

Digestion : état saburral du tube digestif
Hypertension artérielle (H.T.A.)
Respiratoire : encombrement
Tension : élevée par déséquilibre du potassium (kaliurie élevée)
Urines : diminuées de volume

Gossypium
Cotonnier d'Orient

Comportement : grande femme nerveuse
Comportement : tête en arrière due à douleur du cou
Douleur : cou faisant porter la tête en arrière
Ovaires : douleur + sensation poids dans bassin finissant en lumbago
Sensation : poids dans bassin finissant en lumbago + douleurs ovariennes
Sensation : règles imminentes qui n'arrivent pas
Vomissements : à jeun, juste avant les règles

Gratiola
Gratiole

Ballonnements (après repas du soir)
Boissons : passent mal
Boissons froides en été : provoquent diarrhée
Diarrhée : due à absorption boissons froides en été

Diarrhée : verte mousseuse + expulsion violente sans douleur abdominale
Épuisement : + irritation anale après selles expulsées en force
Gastrite chronique
Génital : inflammation chronique
Génital : leucorrhée + nymphomanie éventuelle
Leucorrhée + nymphomanie
Nymphomanie
Rectum : ténesme par diarrhée
Règles : en avance + trop longues
Sang : afflue à la tête
Selles : expulsées en force suivies d'épuisement + irritation anale
Sensation : indigestion
Sensation : vacuité + faim
Ténesme rectal : dû à diarrhée
Tête : afflux de sang
Urètre : écoulement
Vertiges : dus à alimentation
Vision : troubles

Grindelia
Grindélia

Apnée : en s'endormant, puis suffoque et doit s'asseoir
Asthme (humide)
Bronchite chronique
Digestion : hyperchlorhydrie + signes asthmatiformes
Dyspnée : de Cheyne-Stokes
Estomac : hyperchlorhydrie avec signes asthmatiformes
Gastrique : reflux gastro-duodénal
Génital : leucorrhée
Hyperchlorhydrie avec signes asthmatiformes
Leucorrhée
Peau : éruption qui gratte ou qui brûle
Peau : éruption vésiculaire
Poumons : expectoration muqueuse, mousseuse qui soulage
Rate : douleur irradiant vers les hanches
Rate : douleurs
Rate : très grosse (comme chez paludéens)

Respiration : difficile si malade couché
Respiration : oppressée + soulagée par expectoration
Respiration : sifflante + difficile
Respiration : suffoque en s'endormant
Respiration : suffoque s'il s'endort et doit s'asseoir
Respiratoire : dyspnée + rythme type Cheyne-Stokes
Sommeil : pauses respiratoires en s'endormant, suffoque, doit s'asseoir
Sommeil : suffocation en s'endormant
Yeux : douleur remontant vers le cerveau
Zona

Guaiacum
Bois de Gaïac (résine balsamique d'Amérique centrale)

Aggravations : à la chaleur
Améliorations : en consommant beaucoup de pommes
Articulations (petites) : boiteries
Articulations (petites) : contractures
Articulations (petites) : douleurs tiraillantes
Articulations (petites) : raideurs
Bouche : langue douloureuse + brûlante + paraissant gonflée
Céphalée : descend du crâne vers cou et oreilles, se termine par un point unique
Comportement : adore les pommes + déteste le lait
Douleur : par intolérance à la pression ou au froid humide
Douleur : petites articulations (doigts déformés, rétractés)
Langue : douloureuse + brûlante + paraissant gonflée
Mémoire : mauvaise + état ralenti
Pupilles : dilatées (en mydriase)
Respiration : suffoque + douleurs articulations costales
Sueur : nauséabonde sur tout le corps
Tissus fibreux : remède majeur (psoriques, tuberculiniques durant la croissance)
Transpiration : nauséabonde de tout le corps
Yeux : pupilles dilatées (mydriase permanente)

Guarea
Gouaré
Mélia d'Amérique du Sud

Congestion : oculaire douloureuse
Conjonctivite avec chemosis
Douleur : poitrine + toux + gorge irritée
Gorge : irritée
Inflammation conjonctives
Larmoiement abondant (par courant d'air)
Ouïe : en baisse alternant avec troubles oculaires
Respiratoire : poitrine douloureuse + toux + gorge irritée
Sensation : courant d'air (même inexistant)
Sensation : tête poussée en avant
Toux
Vision : troubles (couleurs grisâtres) + globes oculaires douloureux
Vision : troubles oculaires alternent avec baisse de l'ouïe
Yeux : congestion oculaire douloureuse
Yeux : conjonctivite
Yeux : conjonctivite avec chemosis
Yeux : globes oculaires douloureux + troubles vision (couleurs grisâtres)
Yeux : larmoiement abondant (par courant d'air)

****

Harpagophytum
Griffe du diable

Aggravations : aux changements de temps
Aggravations : le matin
Améliorations : par la solitude
Arthrose
Articulations : système global (muscles, tendons) avec raideurs
Chondrocalcinose
Cœur : précordialgies avec lassitude ou anorexie + aggravées le matin ou aux changements de temps
Comportement : lassitude + anorexie aggravées aux changements de temps
Comportement : lassitude + anorexie aggravées le matin
Goutte
Mains-pieds : rhumatisme inflammatoire

Pieds : rhumatisme arthrosique
Pieds-mains : rhumatisme inflammatoire
Polyarthrite rhumatoïde
Rhumatismes inflammatoires mains-pieds
Spondylarthrite ankylosante
Système articulaire global : raideurs muscles et tendons

Hedeoma
Hédéoma d'Amérique du Nord

Aggravations : à l'effort
Aggravations : par mouvement
Amélioration (neurasthénie) : en restant au lit
Améliorations : couché
Cheville (tendon d'Achille) : gonflée, impression entorse, douleur aggravée à l'effort
Comportement : femme nerveuse
Comportement : nerveux (hyper)
Comportement : tendance à s'évanouir
Douleur : articulation métacarpo-phalangienne du pouce
Douleur pouce : tiraillante + spasmodique + impotence fonctionnelle + refroidissement local
Dysurie : + douleur vers vessie + incontinence possible
État : fatigue prédomine le matin
Évanouissement : facile
Fatigue : prédomine le matin
Génital : congestion ovarienne
Génital : leucorrhée brûlante
Génital : leucorrhée prurigineuse, voire brûlante
Génital : métro-ovarite + ptose
Génital : ovaires congestionnés + douloureux au mouvement
Leucorrhée : brûlante
Leucorrhée : prurigineuse, voire brûlante
Mains : pouce douloureux (articulation métacarpo-phalangienne)
Métro-ovarite avec ptose
Nervosité
Neurasthénie : améliorée en restant au lit
Ovaires : congestion

Ovaires : congestionnés, douloureux au mouvement
Ovaires : métro-ovarite avec ptose
Pouce : douleur tiraillante + spasmodique + impotence fonctionnelle + refroidissement local
Prurit vulvaire : brûlant + violentes contractions utérines
Remède féminin général
Sensation : de ptose qui tire sur les lombes + spasmes
Sensation : prolapsus utérin + démangeaisons brûlantes + violentes contractions
Sensation : ptose qui tire sur les lombes + spasmes
Urines : dysurie (avec douleur vers vessie) et incontinence possible

Hekla lava
Lave du Mont Hekla

Abcès gencives (avec liseré brillant)
Becs de perroquet
Excroissance osseuse
Exostoses : mâchoires
Ganglions (du cou) : tuméfiés et durs
Hallux valgus
Hypertrophie maxillaire inférieur
Latéralité : plutôt à D
Mâchoire : exostoses
Mâchoire : maxillaire inférieur hypertrophié
Névralgie : faciale après extraction dentaire
Os : becs de perroquet
Os : excroissances
Os : nécrose osseuse
Os : ostéites ou exostoses (excroissance osseuse)
Ostéite
Ostéosarcome
Pieds : hallux valgus
Talon : épine calcanéenne

Helianthus
Tournesol - Grand soleil

Avant-bras : papules face interne qui grattent (surtout s'il fait chaud)
Bouche : langue sèche + rouge + tout paraît chaud
Douleur : en arrière du genou G (en descendant escalier)

Genou : papules face interne qui grattent (surtout s'il fait chaud)
Genou G : douleur à l'arrière (en descendant escalier)
Langue : sèche + rouge + tout paraît chaud en bouche
Peau : rouge + chaude
Rate : affections
Selles : ramollies + noires + difficiles (parfois avec émission spermatique)
Soif : intense dans les affections de la rate
Vomissements : faciles

Heloderma
Lézard gila venimeux (Mexique et Arizona)

Améliorations : par étirement
Bouche : a du mal à avaler (même de l'eau)
Bouche : langue froide + sèche
Comportement : engourdi + démarche incertaine ou gallinacée ou talonnante
Comportement : tendance à se tourner les pieds
État : refroidissement par vagues successives (tête aux pieds)
Extrémités : cyanosées + glacées
Froid intense : sensation de
Hypothermie
Langue : froide + sèche (déglutition difficile même de l'eau)
Mains-pieds : cyanosés + glacés
Névrite : + peur de tomber en arrière
Peur de tomber en arrière + troubles névritiques
Pieds-mains : cyanosés + glacés
Sensation : bande froide autour de la tête
Sensation : froid dans le cœur

Hematoxylon
Bois de Campèche

Angine de poitrine (avec barre pesante sur poitrine)
Angor (avec barre pesante sur poitrine)
Cœur : angine de poitrine, angor (avec barre pesante sur poitrine)

Hura brasiliensis
Sablier élastique du Brésil
Arbre du diable

Bassin : petit bassin irrité avec besoin urgent d'uriner + constriction anale
Comportement : alternance excité / oppressé, rire / larmes (avec bouffées de tristesse)

Comportement : irritation
Diarrhée : pressante + liquide + répété + odeur fétide
Intestin : recto-colite hémorragique
Intestin grêle : maladie de Crohn
Lèpre
Maladie de Crohn (inflammation intestin grêle)
Peau : lèpre (remède-roi)
Peau : lésions sur le front
Peau : lésions sur le trajet des os + prurit général
Peau : tendue + raide + comme adhérant aux muscles
Peau : vésicules tendues
Petit bassin : irrité avec besoin urgent d'uriner + constriction anale
Prurit : sur trajets osseux
Recto-colite hémorragique
Rêves : voluptueux + sommeil agité
Sentiment : bouffées de tristesse avec résurgence de deuils
Sommeil : agité, rêves voluptueux

Hydrocotyle asiatica
Hydrocotyle
Herbe aux tigres (Asie)

Acné
Comportement : fatigué + a du mal à se tenir droit
Douleur : vers col de vessie + région ovaires
Exocervicite
Fatigue + difficulté à se tenir droit
Génital : col utérin irrité + ulcéré + rouge + enflammé
Génital : exocervicite
Génital : grande chaleur vaginale
Génital : leucorrhée irritante + prurit vulvo-vaginal
Génital : métrite
Génital : prurit vulvaire
Lèpre
Lésions mobiles de la peau
Leucorrhée : irritante + prurit vulvaire et vaginal
Métrite
Ovaires : douleur région ovaires vers col de vessie
Peau : éruption sèche + démangeaisons intolérables (vulve ou plante des pieds)
Peau : lèpre
Peau : lésions mobiles

Peau : prurit vulvaire
Peau : psoriasis
Peau : sclérodermie
Peau : squameuse + hypertrophiée + épaississement tissus
Pieds : sueurs profuses (autour de lésions sèches)
Prurit : vulvaire
Prurit : vulvaire + vaginal + leucorrhée irritante
Prurit plante des pieds : intolérable dû à des éruptions sèches
Prurit vulvaire : intolérable dû à des éruptions sèches
Psoriasis
Sueur : profuse des pieds (malgré lésions sèches)
Utérus : col utérin rouge, enflammé
Utérus : exocervicite
Utérus : métrite

Hyoscyamus
Jusquiame

Agitation physique
Améliorations : penché en avant
Bavard
Caractère : tendance joyeuse
Comportement : orgueilleux et jaloux + toux couché qui s'arrête assis
Diarrhées : involontaires (femmes en couches)
Estomac : spasmes gastriques
Excitation extrême
Exhibitionnisme
Gorge : spasmes musculaires
Intestin : spasmes
Jalousie
Membres : spasmes musculaires
Selles : diarrhéiques involontaires (femmes en couches)
Sommeil : très perturbé
Toux : sèche étant couché (chez les jaloux et orgueilleux), s'arrête en s'asseyant
Vessie : urines involontaires (femmes en couches)
Visage : spasmes musculaires

Hypericum perforatum
Millepertuis

Aggravation (asthme) : par brouillard
Aggravations : à l'humidité
Aggravations : au bruit
Aggravations : au contact
Amélioration (asthme) : en transpirant
Améliorations : penché en arrière
Asthme : aggravé par brouillard
Asthme : amélioré en transpirant
Blessures doigts, orteils, ongles (écrasement pulpe des doigts)
Bouche : langue chargée en arrière + propre au bout
Coccyx et sacrum : douleurs fourmillantes
Comportement : du mal à se concentrer, oublie mots et syllabes en écrivant
Comportement : triste
Doigts-orteils-ongles : écrasement pulpe des doigts
Douleur : intense des terminaisons nerveuses (par piqûres objets pointus)
Eczéma : visage + mains
Extrémités : blessures doigts (pulpe), orteils, ongles
Langue : chargée en arrière + propre au bout
Mains-visage : eczéma
Nerfs : douleurs intenses des terminaisons (par piqûres objets pointus)
Peau : moite
Sacrum + coccyx : douleurs fourmillantes
Sensation : être aspiré vers le haut + peur de tomber d'une hauteur
Sensation : tête allongée par endroits
Soif : de vin
Sommeil : sueur profuse du cuir chevelu
Sueur : moiteur de tout le corps
Sueur : profuse cuir chevelu
Tête : sueur profuse du cuir chevelu
Visage et mains : eczéma

****

Iberis amara
Ibéris amère
ou Thlaspi blanc

Bronches : encombrées de mucus
Cœur : aggravation avec le mouvement
Cœur : aggravation s'il fait chaud dans la chambre
Cœur : bradycardie
Cœur : insuffisances cardiaques avec hypertrophie ventriculaire (suite grippe)
Cœur : myocarde
Cœur : palpitations irrégulières s'il rit
Cœur : palpitations irrégulières s'il tousse
Cœur : pouls intermittent rapide ou lent
Cœur : pouls tendu + irrégulier
Cœur : rythme déséquilibré
Cœur : sur le côté G sensation aiguille traversant le cœur
Cœur : tachy - arythmie
Cœur : troubles du rythme au sevrage du tabac
Comportement : triste + soupire + tremble + irritable + peur de tout
Étouffement venant de la gorge
Foie : région hépatique sensible
Myocardite
Palpitations cardiaques : irrégulières s'il tousse ou rit
Pouls : tendu + irrégulier + intermittent + rapide ou lent
Respiration : étouffement venant de la gorge
Selles : décolorées
Tabac : troubles du rythme cardiaque au sevrage

Iris minor ou Iris tenax
Iris tenax d'Amérique
du Nord

Adhérences post chirurgicales
Appendisectomie : suite de
Bassin : douleur fosse iliaque D
Douleur : des adhérences après chirurgie

****

Jalapa
Jalap tubéreux
Méchoacan noir
du Mexique

Comportement bébé : hurle la nuit car diarrhée douloureuse (calme le jour)
Enfant : abdomen météorisé
Enfant : diarrhée aqueuse ou selles minces + boueuses + douloureuses

Enfant : douleur région hépatique + nausées + flatulences
Enfant : hurle la nuit car diarrhée douloureuse (calme le jour)
Enfant : langue lisse + vernissée + sèche + luisante
Enfant : membres douloureux
Enfant : plantes des pieds qui brûlent
Enfant : rectum douloureux (diarrhée aqueuse ou selles minces + boueuses)
Enfant : visage cyanosé + glacé

****

Kali bichromicum
Bichromate de Potassium

Yeux : inflammation de l'angle interne

Kali carbonicum
Carbonate de Potassium

Douleur : hanche D
Hanche D : douleur

Kalmia latifolia
Laurier des montagnes (Amérique du Nord)

Aggravations : par mouvement + penché en avant
Aggravations : penché en avant
Améliorations : redressé en arrière
Angoisse : qui réveille le matin par grande douleur thoracique
Arythmie : lente ou rapide
Avant-bras : névralgie fourmillante, engourdissante
Brûlure estomac : améliorées penché en arrière (cause V.B. possible)
Cœur : arythmie rapide ou lente
Dorsalgie : se propage vers le bas de façon aiguë
Douleur : frontale ou temporale, allant vers nuque et mâchoires
Douleur : rhumatismale erratique + engourdissement
Douleur : thoracique (jusqu'aux omoplates) qui coupent le souffle
Estomac : brûlures améliorées penché en arrière
Lumbago
Névralgie : cubitale fourmillante + engourdissante
Névralgie : faciale à droite

Névralgie : fulgurante + en éclair + centrifuge + de haut en bas (avec pouls lent ou arythmique)
Tête : douleurs frontales, temporales, allant vers nuque et mâchoires
Thorax : douleurs qui coupent le souffle (jusqu'aux omoplates)
Yeux : semblent tirés en arrière

Kreosotum
Créosote de hêtre

Comportement : enfant jamais content
Comportement : femme irritable
Comportement : pleure en écoutant de la musique
Dents enfant : cariées à peine sorties
Enfant : dents à peine sorties se carient
Génital : fétidité des pertes
Génital : leucorrhée jaune qui s'arrête assise ou en marchant et reprend couchée
Génital : leucorrhée très corrosive + fétide
Génital : lèvres gonflées + sensation de brûlure jusqu'aux cuisses
Leucorrhée : couleur jaune, s'arrête assise ou en marchant, reprend couchée
Leucorrhée : irritante + fétide + corrosive
Oreilles : surdité pendant les règles + bourdonnements
Surdité : pendant les règles, avec bourdonnements

Kreosotum (en H.Dil.)

Nervosité
Comportement : nerveux (hyper)

****

Lac caninum
Lait de chienne

Aggravations : au bruit
Allaitement : arrêt lactation
Alternance troubles D/G (céphalée, angine, rhumatismes…)
Angine : alternance troubles D/G
Céphalée : alternance troubles D/G
Comportement : femme nerveuse + se sent flotter dans l'air en marchant
Déprime + pessimisme (rem. Fem.)
Douleur : alternance droite/gauche (céphalée, angine, rhumatismes…)

Douleur : seins avant les règles
Galactorrhée
Lactation : arrête
Rêves : de serpents
Rhumatismes : alternance troubles D/G
Seins : excellent remède mammaire
Seins : galactorrhée
Seins : gonflés + douloureux avant règles
Sensation : flotter dans l'air en marchant + ne pas toucher son lit quand elle y est (rem. Fem.)
Sommeil : rêve de serpents

Lachnantes
Narcisse rouge d'Amérique (racine)

Aggravations : au moindre bruit
Céphalée : côté D
Cervicales : cou raide, douloureux, comme brisé, dévié d'un côté, douleur vers gorge
Cervicales : douleurs
Comportement : loquacité extrême
Cou : raide et dévié d'un côté + douleur irradiant vers gorge
Douleur : cervicale
Douleur : cervicale vers omoplates + avec frisson + région cardiaque qui bat
Nez : racine semble pincée
Sensation : cheveux dressés sur la tête
Sensation : racine du nez pincée
Sensation : tête trop grosse
Sueur : glaçante, corps froid, visage livide
Tête : semble trop grosse, cuir chevelu sensible
Torticolis à D

Lathyrus
Pois chiche

Dépression : tendance
Épuisement : après maladie
Hypocondrie
Infection : suites maladies épuisantes
Instabilité d'équilibre en fermant les yeux
Langue : chatouillement puis brûlure
Langue : objectivement anesthésiée
Membres inférieurs : parésie + contractures + tremblements

Parésie : des membres inférieurs + contractures + tremblements
Vertiges : en fermant les yeux
Vessie : urgences pour uriner

Laurocesarus
Laurier cerise

Cœur : spasmes et défaillance (amélioré couché)
Cœur : toux spasmodique chez les cardiaques
Cyanose : aggravée assis
Doigts-orteils : hippocratisme (déformations) + ongles crochus
Dyspnée : aggravée assis
Expectoration : sanguinolente + en gelée + au moindre effort
Extrémités : cyanosées
Mains-pieds : cyanosés
Peau : cyanose aggravée assis
Pieds-mains : cyanosés
Respiration : ronflement + somnolence
Respiratoire : dyspnée aggravée assis
Sensation : être glacé
Soif : avec bouche sèche
Somnolence avec respiration ronflante
Spasmes : + défaillances cardiaques (amélioré couché)
Thorax : douleur en griffe, vers l'estomac, empêchant de parler
Veines : très apparentes

Ledum palustre
Lédon des marais
Romarin sauvage

Acné : du front
Aggravations : à la chaleur du lit
Améliorations : par bain froid
Anthrax
Articulations (petites) : tuméfiées + chaudes mais pâles
Douleur : croisée du genou
Douleur : goutteuse (gros orteil gonflé)
Goutte : gonflement du gros orteil
Membres : élancements (surtout petites articulations)
Pieds : difficulté à tenir sur la plante des pieds
Pieds-chevilles : prurit (chaleur insupportable)
Piqûres d'araignée : contrepoison

Plaies : + refroidissement local
Plaies : par piqûre (aiguille ou insecte)
Prurit : pieds-chevilles (chaleur insupportable)
Rhumatismes : erratiques de bas en haut

Lemna minor
Lentille d'eau

Aggravations : à l'humidité, surtout quand il pleut
Anosmie (absence d'odorat)
Asthme : aggravé par l'humidité
Bouche-gorge : goût de pourriture le matin
Catarrhe nasal
Coryza chronique aggravé par l'humidité
Gorge : sèche
Gorge-bouche : goût de pourriture le matin
Nez : catarrhe nasal
Nez : cornets oedémateux
Nez : croûtes muco-purulentes + odeur fétide
Nez : polype aggravé par l'humidité
Odorat : en baisse jusqu'à l'anosmie
Œdème : cornets nasaux
Respiratoire : catarrhe nasal
Respiratoire : surtout partie haute de l'appareil
Rhinite : atrophique par atteinte allergique

Leptandra
Véronique de Virginie

Bouche : langue recouverte enduit jaune
Diarrhée : avec prolapsus rectal + rectorragies + céphalée
Diarrhée : entraînant des céphalées
Diarrhée : profuse + douleur ombilicale
Diarrhée chez hépatique : noire + fétide + douleur abdominale D + dorsalgie G
Douleur : ombilicale due à diarrhée profuse
Douleur : région foie + région dos correspondante
Foie : améliore le système porte
Foie : diarrhée noire + fétide + douleur abdominale D + dorsalgie G
Foie : jaunisse + selles noires-goudron
Hémorroïdes : qui saignent (dues aux diarrhées)
Jaunisse : + selles noires-goudron
Langue : recouverte enduit jaune
Lithiase biliaire

Paludisme
Rectum : prolapsus + hémorragies dues aux diarrhées
Selles : argileuses + teint jaune
Système porte, foie : améliore
Vésicule Biliaire : lithiase

Lespedeza capitata (en B.Dil.)
Lespédéza

Urémie avec hypertension
Urinaire : hyperuricémie
Urinaire : urémie avec hypertension
Hyperuricémie

Lithium carbonicum
Carbonate de Lithium

Acide urique : donnant rhumatisme chronique
Aggravations : par mouvement
Améliorations : au lever
Améliorations : en s'activant
Améliorations : par l'eau chaude
Articulations (petites) : douleurs avec uricémie
Articulations : avec prurit
Articulations : orteils-doigts gonflées + sensibles (avec nodosités)
Céphalée : améliorée en mangeant
Cœur : douleur précordiale avec palpitations
Cœur : douleur sein G, jusqu' aux bras et doigts
Corps : raidi
Douleur : croisée + du gros orteil (hallux valgus)
Douleur : gastrique améliorée en mangeant
Douleur : petites articulations + uricémie
Douleur : plante du pied qui remonte jusqu'au genou
Douleur : précordiale + palpitations
Douleur : sein G jusqu' au bras et aux doigts
Éruption cutanée sur mains + joues + visage
Estomac : douleur améliorée en mangeant
Hallux valgus : douleur gros orteil
Orteils-doigts (articulations) : gonflées + sensibles + nodosités
Peau : rouge, rugueuse
Peau : rugueuse + rouge + éruptions sur mains-joues-visage
Pieds : douleur de la plante du pied au genou
Pieds : douleurs gros orteil (hallux valgus)

Précordialgie : avec palpitations
Prurit : aux articulations
Raideur du corps
Rhumatisme chronique : métabolisme acide urique
Uricémie : donnant douleurs des petites articulations
Vision oeil D : affaiblissement 1/2 champ visuel
Yeux : hémi-anopsie D (affaiblissement champ visuel)

****

Manganum
Manganèse

Aggravation (coryza chronique) : temps humide + froid
Aggravation (rhumatismes) : temps humide + froid
Aggravation (tintements oreilles) : temps humide + froid
Amélioration (coryza chronique) : couché
Amélioration (rhumatismes) : couché
Amélioration (tintements oreilles) : couché
Articulations (petites) : crampes
Articulations (petites) : raideurs
Articulations (petites) : rhumatisme avec enflures + taches rouges surélevées
Articulations (petites) : spasmes musculaires
Articulations : rouges + brillantes
Bouffées de chaleur : + angoisse + dépression qui maintiennent au lit
Comportement : marche penché en avant en claquant des semelles
Comportement : marche penché en avant sur la pointe des pieds
Comportement : obstinément alité
Douleur : intolérable la nuit + aggravée au moindre contact
Membres inférieurs : peau douloureuse + rouge + brillante + prurigineuse
Peau : prurigineuse + rouge + brillante + douloureuse aux membres inférieurs
Rhumatismes (petites articulations) : + enflures + taches rouges proéminantes

Spasmes : musculaires, crampes, raideur des petites articulations
Toux : redouble au moindre froid
Voix : rauque

Melilotus
Mélilot
Trèfle de cheval

Aggravations : à la ménopause
Aggravations : avant tempête
Aggravations : par temps changeant + pluvieux
Aggravations : vers 16h
Amélioration (céphalée) : par arrivée des règles
Amélioration (céphalée) : par épistaxis (saignement de nez)
Céphalée : congestive
Céphalée : épouvantable + mains-pieds glacés
Comportement : se sauve ou se cache + impression d'être guettée (rem. Fem.)
Comportement : stupeur
Etat : stupeur
Hémorragies : libératoires
Mains-pieds : glacés + céphalée épouvantable
Nez : complètement bouché, doit respirer par la bouche
Pieds-mains : glacés + céphalée épouvantable
Règles : insuffisantes + intermittentes + nausées + pesanteur + douleurs piquantes région ovaires
Sensation : d'être guettée, se sauve ou se cache (rem. Fem.)

Menyanthes
Ménianthe
Trèfle d'eau

Aggravations : en montant un escalier
Améliorations : par pression forte de la main
Améliorations : penché en avant
Céphalée : de la nuque au vertex + avec douleur
Crampes : dans les jambes dès le coucher
Faim : de loup très vite calmée
Froid intense : sensation de
Jambes : crampes aussitôt le coucher
Mains-pieds : gelés
Muscles : spasmes
Pieds-mains : gelés
Sensation : froid intense

Soif : absente chez spasmés de la nuque
Spasmes : musculaires

Mephitus putorius
Putois : secrétion des glandes anales

Asthme : crise après toux coqueluchoïde
Comportement : surexcité + spasme brutal de la glotte
Coqueluche
État : ne peut ni manger ni boire (avale de travers la nuit)
Rêves : très brutaux de feu ou d'eau, qui réveillent
Sommeil : rêves très brutaux de feu ou d'eau, qui réveillent
Toux : coqueluchoïde + spasmes laryngés toutes les 2 heures
Toux : violente, suffocante
Toux enfant : se dresse, cyanosé, bloqué en expiration

Mercurius biiodatus
Biiodure de Mercure

Abdomen : douloureux
Adénopathie amygdale G avec ulcérations
Amygdale : inflammation G
Amygdale G : muqueuse rouge-lie de vin
Amygdale G : ulcérations + adénopathie satellite
Coryza : côté gauche coulant en arrière + crache jaune avec salive irritante
Diarrhée
Douleur : abdomen
Etat : souffre dès le réveil
Rêves : effrayants (voyage, natation ou érotiques)
Sommeil : rêves effrayants (voyage, natation ou érotiques)
Urines : rouges avec mictions urgentes

Mercurius protoiodatus
Protoïodure de Mercure

Amygdale : inflammation D
Comportement : bavard
Comportement : prête aux autres des intentions imaginaires
Douleur : gorge (comme percée par vrille côté D)
Douleur : tête + yeux + oreilles
Dysphagie : à sec
Gorge : sèche (dysphagie à sec)
Selles : menues + difficiles + consistance mastic

Sensation : dents trop longues
Sensation : gorge percée par vrille du côté D
Soif : de boissons acides

Mezereum
Bois gentil
Faux garou

Aggravation (céphalée) : en mangeant chaud
Aggravations : à l'humidité
Aggravations : au contact
Aggravations : au lit
Aggravations : la nuit
Améliorations : en plein air
Bouche : salive énormément
Céphalée : aggravation en mangeant chaud
Diarrhée : verdâtre
Estomac : ulcère gastrique
Hypersialorrhée
Impétigo
Os (longs) : exostose + raideur articulaire
Os (longs) : gonflement
Os (longs) : nécrose
Peau : croûtes épaisses + blanchâtres + purulentes
Peau : démangeaisons avec frissons (surtout au lit)
Peau : impétigo
Prurit : avec frissons (surtout au lit)
Salivation : très abondante
Selles : diarrhée verdâtre
Sensation : oreilles trop ouvertes avec vent soufflant dedans
Sinusite maxillaire
Ulcère gastrique
Zona : avec vésicules rouge feu

Mica
Mica

Anorexie : avec dépression
Asthénie : avec corps refroidi + cœur ralenti + peau atrophique
Bouche : gingivite chronique fétide
Cœur : ralenti
Corps : refroidi
Dépression + anorexie mentale
Désespoir : forme de suicide par anorexie
Désintérêt pour la vie

Gingivite : chronique fétide
Peau : rugueuse

Millefolium
Millefeuille
Herbe à la coupure

Grossesse : développement de grosses varices
Hémoptysie
Hémorragie vicariante (qui remplace une autre fonction)
Hémorragies : de sang rouge (remède majeur)
Hémorragies : remplaçant les règles
Nez : qui saigne + douleur transfixiante (yeux vers racine nez)
Règles : en avance + trop abondantes + trop longues
Règles : remplacées par hémorragies diverses
Respiratoire : hémoptysie
Selles : sanguinolentes
Sensation : avoir toujours oublié quelque chose
Sensation : tête congestionnée (doit bouger doucement pour éviter des vertiges)
Urines : sanguinolentes
Varices (grosses) : se développant pendant la grossesse

Momordica balsamina
Concombre des Indes
Pomme de merveille

Digestion : douleurs crampoïdes, tenaillantes vers le dos et hypogastre gauche
Digestion : intestin gargouille
Douleur : digestive (crampoïde, tenaillante, vers le dos et hypogastre G)
Douleur : mentruelle avec règles profuses
Gaz douloureux angle splénique ou sigmoïde
Intestin : gargouille
Règles : douloureuses
Règles : douloureuses + profuses
Règles : trop abondantes

Mucor mucedo
Mycelium

Asthénie : importante
Asthme : mycosique
Cheveux, ongles : sécheresse
Comportement : émotivité
Coryza : avec éternuements
Dyspnée : avec expectoration
Émotivité importante

Éternuements : + coryza
Fatigue : asthénie importante
Nez : coryza + éternuements
Ongles + cheveux : sécheresse
Peau : taches ovales claires au centre - type mycose
Respiratoire : dyspnée + expectoration
Yeux : irrités + lumière fait mal au yeux

Mucor mucedo (en Doses)

Mycoses : récidivantes + résistantes aux fongicides
Peau : mycoses récidivantes + résistantes aux fongicides

Murex purpurea
Pourpre
Escargot de mer

Aggravations : en restant assise (rem. Fem.)
Comportement : nerveux + fringales impérieuses
Douleur : utérine droite vers sein D ou G
Enfant (petit garçon) : poussées mamelonnaires à la puberté
Génital : contact vulvaire suscite désir (masturbation ou nymphomanie)
Génital : seins douloureux pendant règles
Puberté (petits garçons) : poussées mamelonnaires
Règles : seins douloureux
Seins : douloureux pendant les règles
Seins : poussées mamelonnaires chez petits garçons
Sensation : l'estomac se tasse sur lui-même (bearing down)
Sensation : prolapsus (croise fortement les jambes)
Sensation : pulsation dans col utérin qui provoque désir sexuel
Sexualité : excitation violente chez la femme
Sexualité : simple contact vulvaire suscite désir (nymphomanie)
Urines : fréquentes la nuit
Urines : odeur de valériane
Utérus : douleur à D, vers sein D ou G
Utérus : ressent son utérus

Muriatic acid
Acide chlorhydrique

Aggravations : par temps humide
Aversion : à la nourriture
Bouche : lèvres craquelées

Bouche : ulcérations brûlantes + odeur fétide + soif permanente
Comportement : agité + irritable + plaintif dû à état grave
Eczéma : solaire (chez naturistes)
État : grave + comportement agité + irritable + plaintif
Hémorroïdes : douloureuses + bleuâtres + brûlantes
Jambes et mains : furoncles infectés avec odeur fétide
Jambes et mains : lésions infectées (dues au soleil)
Lèvres : craquelées
Mains et jambes : furoncles infectés avec odeur fétide
Mains et jambes : lésions infectées (dues au soleil)
Peau : éruptions vésiculeuses + démangeaisons (après exposition solaire)
Peau : lésions solaires infectées (jambes et mains) + furoncles à odeur fétide
Selles : involontaires en urinant
Soif permanente : due aux ulcérations brûlantes, fétides de la bouche

Myrica cerifera
Cirier
Arbre à suif ou à cire

Améliorations : après avoir mangé sans appétit
Améliorations : par marche rapide
Appétit : absent
Appétit : amélioré par marche rapide
Appétit : défaille après avoir mangé
Bouche : goût amer
Bouche : haleine fétide + état nauséeux
Comportement : abattu ou irritable
Douleur : région foie
État : nauséeux + haleine fétide
Foie : douleurs région hépatique
Foie : hépatite ou séquelles de
Foie : ictère
Foie : jaunisse (ictère)
Haleine : fétide + état nauséeux
Hépatites et séquelles
Ictère
Jaunisse
Jaunisse (ictère)
Selles : décolorées + molles + grisâtres

Selles : urgences, souvent uniquement de gaz
Sommeil : haché par fréquents réveils
Urines : mousseuses, jaunes, peu abondantes
Visage : jaune, qui gratte

****

Niccolum
Nickel

Aggravation (migraine due à arthrose) : dans chambre chaude
Aggravation (migraine due à arthrose) : le matin
Amélioration (migraine due à arthrose) : le soir
Appétit : inexistant
Arthrose cervicale : partie basse
Catarrhe nasal
Cervicales : arthrose partie basse
Cou : engourdi + craque + douleur occiput pouvant donner migraine
Diarrhée : en buvant du lait
Digestion : diarrhée en buvant du lait
Éternuements : + catarrhe nasal
Nez : catarrhe nasal + éternuements + douloureux à la racine + rouge
Périodicité : troubles (à midi, tous les 15 jours, tous les ans…)
Remède troubles périodiques (ex : à midi, tous les 15 jours, tous les ans…)
Toux : sèche assis, en se tenant la tête ou appuyé sur les bras
Troubles : périodicité (ex : à midi, tous les 15 jours, tous les ans…)

Nux Moschata
Graine du Myristica
Noix des Moluques
(Tropiques)

Vision : yeux écarquillés, modification de la taille des objets

Nycterinia
Belle de nuit

Asthénie : avec insomnies
Déprime + insomnies
Insomnie : chez déprimés et asthéniques
Sommeil : difficulté à s'endormir

****

Ocimum canum
Basilic blanchâtre d'Amérique du Nord

Acide urique : avec troubles du métabolisme
Colique néphrétique D
Douleur : descend de l'uretère dans testicule ou vulve (œdème possible)
Reins : colique néphrétique D
Urinaire : trouble métabolique acide urique
Urines : odeur musquée
Urines : troubles, épaisses, parfois infectées ou sanglantes, avec sédiment rouge

Oleander
Laurier rose

Aggravations : à la chaleur
Aversion : horreur du fromage
Comportement : faim de loup + dévore à toute vitesse
Comportement : indifférent à ce qui l'entoure
Comportement : replié sur lui-même
Faim : de loup + dévore à toute vitesse
Impétigo (chez enfants paresseux)
Mémoire : défaillante
Peau : démangeaisons + odeur fétide + suintantes
Peau : éruption fragile qui se crevasse à la friction
Peau : éruption squameuse + sensible + engourdissement
Peau : éruption suintante cuir chevelu + derrière oreilles
Peau : impétigo (chez enfants paresseux)
Prurit : suintant avec odeur fétide
Rectum : insécurité sphincter anal (selle passant lors d'un gaz)
Respiration : oppressée + palpitations
Selles : mal digérées + insécurité sphincter anal (lors de gaz)
Sensation : faiblesse et vide dans la poitrine
Sensation : yeux tirés en arrière
Vision : double en fixant un objet (oblige à regarder de biais)
Yeux : cernés de bleu

Origanum
Marjolaine

Comportement : brusques besoins d'exercice
Comportement : femme nerveuse + hystérique (fortes idées érotiques)
Masturbation féminine incontrôlable
Rêves : érotiques
Sexualité : grande excitation permanente
Sexualité : masturbation féminine incontrôlable
Sommeil : rêves érotiques

****

Paeonia
Pivoine

Anus : gratte + brûle + selles très douloureuses
Brûlure : intense après la selle (oblige à se laver)
Escarres ulcérées (sacrum, talons, genoux, orteils)
Fissure anale
Peau : escarres ulcérées (sacrum ou talons ou genoux ou orteils)
Peau : intolérance aux frottements répétés (chaussures)
Peau : lésions favorisées par la pression
Peau : très sensible + démangeaisons (comme piqûres d'orties)
Rectum : fissures ou fistules anales
Selles : irritent les hémorroïdes
Selles : irritent les ulcérations ou fissures locales
Selles : suintement fétide + croûtes (doit se laver car sensation de brûlure intense)

Palladium
Palladium

Améliorations : par la pression
Asthénie
Caractère : cherche à briller et à s'imposer
Caractère : si contrarié, est désagréable
Céphalée : d'une oreille à l'autre
Comportement : rebelle à l'effort
Déprimé bien que dynamique
Dos : fatigue du bas du dos
Douleur : coupante utérus côté droit, soulagée par selle
Douleur : du nombril au sein (surtout D)
Épuisement : après avoir pu briller en public
Génital : atteinte ovarienne droite + prolapsus utérin + péritonite subaiguë

Génital : douleur coupante utérus côté D soulagée par selle
Génital : kyste ovaire D (quand il est fonctionnel)
Génital : région augmentée de volume + soulagée par pression
Humeur : maussade
Intestin : spasmes
Kystes de l'ovaire D
Latéralité : D
Mains-pieds : démangeaisons
Ovaire D : kyste (quand ovaire fonctionnel)
Ovaires : atteinte
Péritonite subaiguë
Pieds-mains : démangeaisons
Utérus (côté D) : douleur coupante, soulagée par les selles
Utérus : prolapsus
Visage : teint blafard

Parathyroïdinum
Hormone parathyroïdienne

Agitation physique
Comportement : fatigué + agité + marche difficile
Décalcification
Dos-lombes-os longs : douloureux
Douleur : os longs ou dos ou lombes
Douleur : stomacale, tard après le repas
Estomac : douleurs tard après le repas
Fatigue
Fatigue : + agitation + marche difficile
Fractures : spontanées
Lombes-dos-os longs : douloureux
Marche difficile
Os : décalcification
Os : fractures spontanées
Os longs-dos-lombes : douloureux
Ostéoporose
Sang : hypercalcémie et hyperphosphorémie
Selles : décolorées

Pareira brava *Chondrodendron tomentosum*	Blennorragie Bronches : hypersécrétion rare
Herbe Notre-Dame	Colique néphrétique Cystite Douleur : descend dans les cuisses, peut aller jusqu'au gland Génital : affections prostatiques Génital : blennorragie Génito-urinaire : affections prostatiques Génito-urinaire : blennorragie Membres inférieurs : œdème Œdème : membres inférieurs Reins : colique néphrétique Respiratoire : hypersécrétion bronchique rare Sensation : vessie distendue Urinaire : affections prostatiques Urinaire : cystite Urines : après miction, gouttes continuent de couler Urines : besoin incessant, grands efforts pour émission Urines : noires, épaisses, sanglantes Urines : violents efforts pour uriner
Penthorum *Penthore saxifragée (plante exotique)*	Affections qui traînent Brûlure : du rectum Coryza : subaigu + extension trompe d'Eustache Coryza chronique + sécrétion épaisse et abondante Expectoration : épaisse + purulente Oreilles : trompe d'Eustache touchée par coryza aigu Prurit : anal Rectum : sensation de brûlure + prurit possible Sensation : humidité de l'arrière gorge Sensation : nez et oreilles pleins Voix : rauque

Petroselinum
Persil
Ache

Douleur : brûlante du périnée à l'urètre
Faim : inhabituelle + vite apaisée
Hémorragies : prurigineuses
Petit bassin (fosse naviculaire) : chatouillement voluptueux
Urètre - périnée : douleur brûlante
Urétrite : avec prurit + fourmillements
Urinaire : écoulement urétral laiteux
Urinaire : urétrite avec prurit et fourmillements
Urines : envies brusques, urgentes
Urines : mictions impérieuses

Phenobarbital
Gardénal

Aggravations : à la chaleur
Aggravations : au lit
Aggravations : par contrariétés
Améliorations : après les règles
Améliorations : au calme
Améliorations : en mangeant léger
Comportement : hallucinations + incoordination motrice, aggravées par alcool
Dépression + somnolence
Déprime ou excitation + fatigabilité
Digestion : bouche amère + paresse intestinale
Intolérance : poisson, crustacés, crème fraîche
Œdème de Quincke
Prurit
Somnolence + dépression
Urticaire
Yeux : larmoiement par la lecture

Physostigma
Fève de Calabar

Cœur : pouls affaibli
Comportement : horreur de l'eau froide
Comportement : tendance aux T.O.C. (ex : compter ses pas…)
Constipation : chronique
Crampes
Engourdissements
Estomac : douloureux
Faiblesse : musculaire + avec incoordination motrice
Membres : secousses quand il s'endort

Muscles : faiblesse générale + incoordination motrice
Parésies
Paresthésies
Pouls : affaibli
Pupilles : contractées (en myosis) + ne peut voir la nuit
Sensation : cœur qui palpite dans la gorge
Spasmes : oculaires
T.O.C. (troubles obsessionnels compulsifs)
Tétanie
Yeux : myosis (hypercontraction pupillaire)
Yeux : myosis constant qui nuit à la vision nocturne
Yeux : ptosis (chute de la paupière supérieure)
Yeux : spasmes

Picric acid
Acide picrique

Aggravations : après avoir dormi
Aggravations : au moindre effort intellectuel
Aggravations : par temps humide + chaud
Améliorations : par air froid
Améliorations : par eau froide
Améliorations : par pression forte
Comportement : baisse de volonté + désaffection du travail + désintérêt de tout + aucune activité
Crampes : des écrivains
Érections : incessantes + éjaculations épuisantes + désir insatiable + douleurs testiculaires
Érections : violentes + prolongées + douloureuses
État : de fatigue ou de faiblesse musculaire
Fatigue : + faiblesse musculaire
Pieds : froids qu'on ne peut réchauffer
Priapisme : avec douleurs colonne lombaire
Sexualité : érections incessantes + éjaculations épuisantes + désir insatiable + douleurs testiculaires
Sexualité : érections violentes + prolongées + douloureuses
Sexualité : priapisme (avec douleurs lombaires)
Système nerveux : atteintes spinales et cérébrales

Platina
Platine

Comportement : arrogante + orgueilleuse (rem. Fem.)
Comportement : méprise les autres (surtout les hommes)

Comportement : se réfugie dans son orgueil
Comportement : sentiment d'être très supérieure aux autres (rem. Fem.)
Constipation du voyageur
Dépression : due à cycle excitation / frustration
Génital : hypersensibilité des organes + insatisfaction + frustration
Génital : organes sensibles au contact (+ chatouillements internes ou externes)
Génital : ovaires sensibles + brûlants
Hypersensibilité des organes génitaux + insatisfaction + frustration
Ovaires : sensibles + brûlants
Sentiment d'être très supérieure aux autres (rem. Fem.)
Sexualité : excitation + nymphomanie (rem. Fem.)
Sexualité : frigidité + vaginisme (crampe)

Polygonum aviculaire
Renouée des oiseaux

Aggravations : par humidité + effort
Doigts : rhumatisme deuxième phalange
Douleur : rhumatismale deuxièmes phalanges doigts
Rhumatisme : deuxième phalange des doigts

Populus nigra
Peuplier noir

Aphonie
Brûlure : narines + gorge paraît sèche
Doigts : bout épais, comme corné
Douleur : poitrine + baisse de sensibilité du tronc
Enrouement (suite à coup de froid)
Extrémités : peu sensibles aux pincements ou piqûres
Gorge : sèche + narines brûlantes
Insensibilité au niveau du tronc
Poitrine : douleur + baisse de sensibilité du tronc
Toux : penché en avant
Voix : aphonie
Voix : enrouement
Voix : faible et sans timbre

Populus tremuloïdes
Peulier tremble

Chirurgie des vieillards
Cystite : après accouchement
Cystite : après opération voies urinaires

Digestion : flatulences
Digestion : nausées
Digestion : vomissements acides
Flatulences
Gérontologie : chirurgie des vieillards
Nausées
Petit bassin : sensation de bouillonnement en fin de miction
Sensation : bouillonnement dans petit bassin (en fin de miction)
Ténesme urinaire
Urinaire : ténesme grave
Vomissements : acides

Pothos foetida
Ellébore fétide

Angoisse : qui entraîne asthme
Angoisse : qui entraîne toux
Asthme (non allergique)
Asthme : déclenché par angoisse
Asthme : hypersensibilité aux poussières
Ballonnements
Comportement : irritable + paraît absent + quintes de toux subites
Douleur : thoracique
Dyspnée : soulagée en allant à la selle
Éternuements : suivis de gorge serrée
Gorge : qui se serre après éternuements
Respiration : pénible
Selles : soulageant la dyspnée
Thorax : douloureux
Toux : déclenchée par angoisse
Toux : nerveuse (non allergique)
Toux : quintes spasmodiques + angoisse + transpiration

Primula obconica
Primerose
Primevère d'Amérique

Aggravations : la nuit
Douleur : gorge, foie, rate
Eczéma : suintant sur visage + nuque + paupières
Fièvre
Foie : douleurs région hépatique
Gorge : douloureuse

Mains (entre doigts) : éruption infectée ou oedémateuse ou pruriante ou papulovésiculaire
Mains-doigts : cloques
Peau : éruption infectée + oedémateuse + pruriante + papulovésiculaire (entre doigts)
Peau : prurit périodique, pire côté D
Peau : tendue + tissus engourdis
Peau mains-doigts : cloques
Prurit : périodique surtout côté D
Rate : douleurs
Sensation : grande faiblesse

Pulsatilla
Anémone pulsatille

Caractère : mauvais caractère

****

Rhododendron
Rhododendron
Rose de Sibérie

Aggravation (céphalée) : avec vent
Aggravation (céphalée) : avec vin
Aggravation (céphalée) : par temps chaud
Aggravation (rhumatismes) : avant orage
Aggravations : au repos
Aggravations : en fin de nuit
Aggravations : quand le temps change
Amélioration (névralgie faciale) : au chaud
Amélioration (névralgie faciale) : en mangeant
Arthrose
Céphalée : aggravée au vent
Céphalée : aggravée en buvant du vin
Céphalée : aggravée par temps chaud
Comportement : peur de l'orage ou du tonnerre
Douleur : membres, surtout à D
Etat : sensibilité aux changements de temps
Goutte
Hypersensibilité aux changements de temps
Jambes : croisées en dormant
Membres : douloureux surtout à droite
Mémoire : médiocre
Mémoire médiocre
Névralgie : faciale améliorée au chaud + en mangeant

Peur de l'orage et du tonnerre
Rhumatismes : remède d'été
Rhumatismes : sensibilité aux conditions atmosphériques (électriques)
Sommeil : dort jambes croisées

Rhus aromatica
Sumac odorant
(Amérique du Nord)

Enfant : pleure de douleur avant d'uriner
Hématurie
Incontinence : urinaire chez les femmes âgées
Infection : urinaire
Urinaire : infection ou hématurie
Urines : claires, coulent en goutte à goutte permanent

Rhus venenata
Vernis de Chine
Ailante

Aggravation (souffrances) : la nuit
Améliorations : par l'eau chaude
Bouche : bords de langue avec vésicules
Céphalée : violente + aggravée penché en avant
Désespoir : sans désir de vivre
Éruption vésiculeuse rouge sombre + cloques + bulles
Intestins : irritation + diarrhée en jet + violente colique
Langue : bords avec vésicules
Nez : rouge + brillant
Peau : éruption vésiculeuse + rouge sombre + cloques
Peau : rouge sombre + prurit + vésicules + érythème noueux sur os longs
Selles : décolorées + aqueuses + tôt le matin
Visage : irrité + yeux presque fermés par paupières gonflées

Ricinus
Ricin
Palma Christi (Orient)

Allaitement : augmente sécrétion lactée
Anorexie : avec soif intense (rem. Fem.)
Bouche : sèche
Coliques avec diarrhée incessante
Crampes : des membres
Crampes : des membres et du rectum
Diarrhée : incessante + coliques
Digestion : brûlures estomac + vomissements
Digestion : coliques + diarrhée incessante
Estomac : brûlures + vomissements
Lactation : augmente

Membres : crampes
Rectum : crampes
Selles : douloureuses
Selles : verdâtres + gluantes + sanglantes + irritant l'anus
Soif : très assoiffée chez anorexique (rem. Fem.)
Vomissements : + brûlures d'estomac

Robinia
Robinier
Faux acacia

Céphalée : lancinante derrière le front
Digestion : hyperchlorhydrie
Douleur : gastrique sourde
Éructations : acides
Estomac : douleurs (sourdes)
Estomac : hyperchlorhydrie
Génital : leucorrhée acide + agaçante + désir sexuel irritant
Génital : métrorragie acide + agaçante + désir sexuel irritant
Hyperchlorhydrie
Leucorrhée : acide + agaçante + avec désir sexuel irritant
Métrorragie : acide + agaçante + avec désir sexuel irritant
Nausées : + vomissements liquide très aigre
Odeur : aigre (vomissements, sueur, selles)
Régurgitations acides (agacent les dents)
Sexualité : désir irritant quand leucorrhées ou métrorragies acides
Vomissements : acides (agacent les dents)
Vomissements : liquide très aigre

Rumex crispus
Patience sauvage

Aggravation (toux) : et en parlant
Aggravation (toux) : par froid
Aversion : dégoût de la viande
Comportement : toujours un foulard devant bouche et nez
Douleur : remonte de l'estomac vers la gorge par le sein gauche
Éructations

Estomac : douleur remontant vers gorge via sein gauche
Expectoration : crache + mouche beaucoup + toux sèche possible
Gorge : chatouillement qui fait tousser
Hoquet
Jambes : prurit important, aggravé par froid + en se déshabillant
Prurit : important sur jambes + aggravé par froid + en se déshabillant
Selles : urgentes + aqueuses + foncées + brûlantes
Sommeil : difficulté cause toux sèche
Toux : aggravée par froid, et en parlant
Toux : continuelle en inhalant air frais
Toux : mouche et crache beaucoup
Vomissements

Ruta graveolens
Rue fétide commune

Aggravations : couché (avec agitation)
Céphalée : due aux efforts oculaires
Corps : sensation de contusions
Courbatures (membres, colonne vertébrale, lombes)
Digestion : douleurs stomacales
Estomac : douloureux
Genoux : flanchent (sensation d'insécurité)
Insécurité au niveau des genoux
Jambes : faiblesse en se levant
Os : cartilage + tendons
Selles : difficiles à expulser + accompagnées de sang
Sensation : contusions sur tout le corps
Sensation : meurtrissures colonne vertébrale et membres
Vision : efforts oculaires entraînent une céphalée
Yeux : troubles de l'accommodation

****

Sabadilla
Cévadille

Aggravations : à la pleine lune
Allergie : coryza
Améliorations : au chaud (calfeutré)
Améliorations : par la chaleur

Bouche : démangeaison du palais
Bouche : goût sucré
Bouche : sensation de prurit sur voûte palatine
Céphalée : frontale
Céphalée : par imagination + ruminations
Comportement : aime être emmitouflé
Comportement : veut toujours manger chaud
Coryza : allergique
Délire
Douleur : gorge (surtout à G)
Éternuements : améliorés par la chaleur
Éternuements : spasmodiques + rhinorrhée
Gorge : douloureuse (surtout à G)
Langue : collée au palais par sensation de prurit
Nez : écoulements améliorés par la chaleur
Ongles : épaississement
Oreilles : trompes d'Eustache bouchées
Paupières : démangeaisons
Paupières : qui grattent
Peau : sèche
Rhinorrhée : aggravée par odeur des fleurs + éternuements
Rhinorrhée : aqueuse + abondante
Sensation : agréable avec boissons ou aliments chauds, mais difficiles à avaler
Sensation : quelque chose qui pend dans sa gorge
Sensations : mal interprétées et exagérées
Soif : absence + goût sucré dans la bouche
Troubles imaginaires associés aux vers
Vers : troubles imaginaires associés
Vertiges : par imagination et ruminations
Yeux : paupières qui grattent
Yeux : rouges + larmoyants

Sabal serrulata
Palmier d'Amérique

Bronchite chronique, avec expectoration abondante
Céphalée : abrutissante + rendant hargneux
Céphalée : violente à l'orgasme
Coït : céphalée violente à l'orgasme
Comportement : apathique + indifférent + languissant + redoute de s'endormir

Comportement : hargneux par céphalées abrutissantes + repousse toute sollicitude
Comportement : obsédé par difficultés sexuelles et les ressasse
Dysurie : par hypertrophie prostate
Éjaculation : douloureuse quand coït possible
Fatigue : générale + défaillance sexuelle
Génital : atrophie testiculaire + difficulté d'érection
Prostate : hypertrophie + dysurie
Prostatisme
Respiratoire : bronchite chronique + expectoration abondante
Sensation : vessie pas complètement vidée
Sexualité : défaillance + fatigue générale
Sexualité : éjaculation douloureuse quand coït possible
Urinaire : dysurie par hypertrophie prostate
Urinaire : prostatisme
Urines : fréquents besoins (nuit comprise), urgents, avec efforts

Sabina
Genévrier sabine
(Alpes - Pyrénées)

Aggravations : à la chaleur
Aggravations : par mouvement
Améliorations : par l'air frais
Articulations : douleurs avec rougeur + gonflement local
Blennorragie
Comportement : femme nerveuse + ne supporte pas la musique
Condylomes
Douleur : articulaire + rougeur + gonflement local
Douleur : sacro-lombaire vers pubis + face antérieure des cuisses
Éruption + verrues : très prurigineuses
Génital : blennorragies
Génital : l'arrêt des règles donne des vertiges
Génital : leucorrhée corrosive + fétide + augmentation désir sexuel
Génital : verrues (condylomes)
Génital homme : blennorragie avec excroissances sycotiques

Goutte : + nodosités
Grossesse : métrorragies
Grossesse : remède souverain dans menace d'avortement
Infections : excroissances sycotiques dues aux staphylocoques
Leucorrhée : corrosive et fétide + augmentation désir sexuel
Métrorragie
Nodosités : par la goutte
Peau : verrues + éruptions très prurigineuses
Rectum : verrues (condylomes)
Règles : abondantes + prolongées + douloureuses (sacrum-pubis)
Règles : l'arrêt donne des vertiges
Règles : vertiges quand elles s'arrêtent
Utérus : métrorragies
Verrues : + éruptions très prurigineuses
Verrues : anales ou génitales
Vertiges : quand les règles s'arrêtent

Salvia officinalis
Grande sauge
Herbe sacrée

Allaitement : galactorrhée (secrétion excessive)
Bouffées de chaleur, avec transpirations profuses le soir et la nuit
Circulation : troubles circulatoires avec sueurs profuses
Galactorrhée
Peau : distendue + refroidie aux extrémités
Sueur : profuse avec troubles circulatoires
Sueur : profuse le soir et la nuit, avec bouffées de chaleur
Tuberculose : sueurs du tuberculeux
Tuberculose : toux épuisante

Sarsaparilla
Salsepareille

Aggravations : après bâillement
Aggravations : au printemps
Aggravations : avant les règles
Aggravations : par humidité de la nuit
Aphtes
Bouche : aphtes

Bouche : hypersalivation de goût métallique
Brûlure : sous les ongles
Céphalée : occiput vers les yeux
Comportement : mauvaise humeur + déprimé par les douleurs + se vexe vite
Crevasses : bout des doigts
Cystite : avec douleurs intolérables fin de miction
Digestion : spasme intestinal
Doigts : crevasses
Doigts-orteils : lésions douloureuses
Douleur : arbre urinaire complet
Douleur : rein droit
Enfant : hurle avant d'uriner
Gravelle
Intestins : spasme
Lithiase rénale
Lumbago
Peau : craquelée + sèche + indurée + ulcérée (visage, lèvre supérieure)
Peau : crevasses du bout des doigts
Peau : fripée + plissée + prurigineuse après air froid et au printemps
Peau : lésions douloureuses sur doigts-orteils
Rein D : douloureux
Reins : douleur uretère
Reins : gravelle + cailloux obstruant vessie
Reins : lithiase rénale
Salivation (hyper) : de goût métallique
Seins : rétraction mamelons
Sensation : propres paroles qui se répercutent des oreilles à la racine du nez
Spasmes : intestinaux
Urines : dépôt sableux
Urines : goutte à goutte étant assis
Urines : mictions douloureuses, surtout en fin (sensation de vessie distendue)
Urines : rares, teintées de sang, visqueuses, floconneuses + jet rétréci
Vessie : obstruée par cailloux

Scrofularia
Scrofulaire noueuse
Herbe aux écrouelles

Abdomen : sensible, surtout avec pression du foie
Aggravations : couché sur le côté D
Coliques : autour ombilic ou niveau rectum ou sigmoïde
Digestion : coliques autour ombilic ou niveau rectum ou sigmoïde
Douleur : globes oculaires
Douleur : muscles fléchisseurs
Douleur : violente autour trachée (asthme possible)
Ganglions : pathologies diverses
Hémorroïdes
Hémorroïdes : saignantes + douloureuses + prolapsus
Mains (dessus) : prurit insupportable
Muscles fléchisseurs : douleurs
Oreilles : eczéma
Oreilles : ulcérations dans et autour du conduit auditif
Peau : prurigineuse
Peau : ulcérations
Prurit
Prurit : insupportable dos des mains
Rectum : pathologies recto-sigmoïdiennes
Respiration : essoufflé
Seins : pathologies (toutes)
Sensation : vertiges surtout debout
Somnolence après repas
Sourcils : élancements
Trachéite : douleur violente (asthme possible)
Tuméfactions
Ulcérations cutanées
Vertiges : ressentis debout et somnolence après repas
Vision : taches devant les yeux
Yeux : douleur des globes oculaires

Scutellaria
Scutellaire

Agitation physique
Catastrophisme
Cauchemars : affreux
Céphalée : sourde, derrière le front
Comportement : incapable de fixer son attention
Comportement : ne peut s'empêcher de marcher
Enfant : court tout le temps

Hypersensibilité : aux bruits
Hypersensibilité : aux odeurs
Jambes : impatiences (malades sous neuroleptiques)
Sexualité : érection difficile après pollutions nocturnes
Sexualité : pollutions nocturnes
Sommeil : avec cauchemars affreux
Spasmes
Yeux : douleurs globes oculaires

Selenium
Sélénium

Aggravations : après avoir dormi
Aggravations : par coït
Aggravations : par courants d'air
Aggravations : par effort intellectuel
Aggravations : par temps chaud
Alopécie
Asthénie : intellectuelle
Asthénie : sexuelle
Cheveux : chute
Cheveux et poils : chute
Comportement : psychasthénique + éjaculateur précoce
Comportement : très irritable après coït
Comportement : triste + désespéré + insomniaque + rumine la nuit
Eczéma : éruption
Éjaculation : précoce
Éjaculation : trop rapide qui ne tient pas l'érection + psychasthénique
Épuisement (rêve de tout ce qu'il n'a pas fait)
Fatigue
Foie : très gros (par intempérance)
Gorge : enrouement
Peau : démangeaisons
Peau : malsaine + huileuse + comédons
Prurit : en général
Sexualité : asthénie + asthénie intellectuelle
Sexualité : éjaculation précoce
Sexualité : éjaculation précoce + ne tient pas l'érection + psychasthénie

Sommeil : du mal à s'endormir, cause ruminations et artères qui battent dans sa tête
Sommeil : pollutions liquide prostatique, filantes et sans odeur
Voix : enrouement des chanteurs

Senecio
Seneçon

Céphalée : au dessus œil G, tempe G, très affligeante
Comportement : abattue (rem. Fem.)
Douleur : diverse (lumbago, thorax, gorge) qui disparaît avec arrivée des règles
Génital : arrivée des règles fait disparaître douleur thorax
Génital : arrivée des règles fait disparaître lumbago
Génital : arrivée des règles fait disparaître mal de gorge
Génital : pesanteur testiculaire + épididymaire
Hémorragies : remplaçant les règles
Rectum : ténesme
Règles : en retard (rem. Fem.)
Règles : retardées ou supprimées + remplacées par épistaxis ou hématuries ou hémorragies vicariantes
Rêves : érotiques et pollutions nocturnes
Selles : foncées + laminées + sanglantes
Sommeil : rêves érotiques et pollutions nocturnes
Ténesme rectal
Urines : difficiles à évacuer, peu abondantes, rouges, chaudes, avec envie permanente

Senega
Polygala
ou Polygale

Comportement : irritable + céphalée
Éternuements : calme la toux
Expectoration : impossible
Oppression : due à accumulation mucosité + respiration bruyante
Poumons : épanchement pleural
Sensation : poumons tirés en arrière
Sensation : thorax trop étroit
Sensation : yeux qui ne tiennent pas dans orbites
Sentiment : brusque retour de vieux souvenirs sans importance
Thorax : semble trop étroit

Toux : calmée en éternuant
Toux : due à accumulation mucosité + respiration bruyante
Voix : cassée, instable
Yeux : asthénopie accommodative, améliorée penché en arrière
Yeux : piquent, obligent à frotter souvent

Senna
Cassier
Séné d'Alexandrie

Acétonémie (sang) - acétonurie (urines)
Coliques infantiles (abdomen distendu par les gaz)
Constipation (enfant) : avec selle noirâtre
Constipation : infantile + faiblesse + prêt à s'évanouir
Enfant : acétonémie
Enfant : coliques (abdomen distendu par les gaz)
Enfant : constipé + affaibli + prêt à s'évanouir
Enfant : haleine de pomme reinette
Foie : gros + sensible au palper
Haleine : de pomme reinette chez l'enfant
Migraine insupportable
Nausées : insupportables
Oxalurie
Phosphaturie
Rectum (enfant) : brûle
Selles (enfant) : décolorées + jaunâtres + liquides + douleurs
Selles (enfant) : noirâtres (plutôt constipé)
Selles (enfant) : vertes + impression de besoin insatisfait
Urinaire : oxalurie, phosphaturie, acétonurie (adultes)
Vessie (enfant) : spasmée

Silicea
Silice

Aggravations : à la nouvelle lune
Frilosité extrême
Yeux : inflammation de l'angle externe

Solanum nigrum
Morelle noire
Raisin de loup

Céphalée
Cérébral : atteinte patente avec excitation ou violence
Corps : raidi avec fourmillements
Coryza : aqueux abondant surtout narine droite
Délire

Enfant : terreurs nocturnes (lors éruptions dentaires)
Respiration : difficile (coryza abondant + aqueux + surtout narine D)
Spasmophilie : avec doigts crispés, crochus (mains d'accoucheur)
Vision : difficile + pupilles instables (dilatées puis contractées)
Yeux : pupilles instables, dilatées puis contractées, avec vision difficile

Spirea ulmaria
Reine des prés
Vignette

Brûlure : + compression de l'œsophage
Cystite : chronique + hyperuricémie
Douleur : urétrale + écoulement liquide translucide
Éclampsie (HTA de la femme enceinte)
Goutte
Hyperuricémie : + cystite chronique
Morsures d'animaux enragés
Œsophage : brûlure
Œsophage : paraît spasmé + sensation de brûlure + compression
Reins : hyperuricémie + cystite chronique
Urinaire : douleur urétrale + écoulement liquide translucide éventuel
Urinaire : hyperuricémie + cystite chronique

Staphysagria
Dauphinelle
Herbe aux poux

Caries précoces
Céphalée : améliorée en baillant
Céphalée : comme une boule de plomb derrière le front
Chalazions
Colibacillose urinaire (des jeunes mariées)
Comportement : vexation profonde
Déception (dans le travail ou les sentiments)
Dents : caries précoces
Humiliation
Lumbago (après le coït)
Orgelets récidivants
Paupières : chalazion
Prurit : erratique
Sentiment : d'humiliation

Sentiment d'injustice (réelle ou pas)
Sexualité : lumbago après le coït
Urinaire : infection (améliorée par miction)
Vexation profonde
Yeux : orgelets récidivants

Stellaria media
Mouron des oiseaux
Mouron blanc

Aggravation (douleurs articulaires) : au mouvement
Aggravations : à la chaleur
Aggravations : en fumant
Aggravations : le matin
Améliorations : au grand air
Améliorations : le soir
Améliorations : par bain, en piscine ou mer, même froid
Articulations : raides + contact douloureux + sensation d'avoir pris des coups
Articulations : rhumatismes + douleurs
Comportement : irritable + céphalée qui descend dans le cou
Constipation ou diarrhée : avec selles décolorées
Diarrhée ou constipation : avec selles décolorées
Douleur : articulaire améliorée par bains de mer même froids
Douleur : articulaire mobile
Douleur : articulaire rhumatismale
Foie : gros + congestif + sensible à la pression
Rhumatismes : articulaires
Selles : décolorées + diarrhée ou constipation

Sticta pulmonaria
Lichen pulmonaire
Hépatique des bois

Aggravation (toux) : en inspirant
Céphalée : soulagée par écoulement nasal postérieur
Nez : besoin de se moucher sans cesse et sans résultat
Nez : bouché + toux sèche
Nez : écoulement postérieur soulage la céphalée
Nez : sensation sécheresse muqueuse (racine du nez)
Respiration : seulement bouche ouverte (état aigu)
Rougeole
Sensation : flotter dans l'air
Sensation : sécheresse de muqueuse nasale (racine du nez)
Toux : aggravée en inspirant

Toux : coupante durant la nuit
Toux : sèche + nez bouché (état aigu)

Stramonium
Datura
Herbe aux sorciers

Agitation (delirium tremens)
Agitation physique
Améliorations : avec veilleuse
Améliorations : par la chaleur
Améliorations : par la compagnie
Améliorations : par la lumière
Améliorations : par lumière douce
Aversion : à la solitude
Aversion : à l'obscurité
Comportement : bavard extrême
Comportement : cris et hurlements
Comportement : ne supporte pas la solitude
Comportement : ne supporte pas l'obscurité
Comportement : passe de l'euphorie à la colère noire
Comportement : terrorisé
Comportement : violent
Convulsions
Délire
Delirium tremens
Enfant : terreurs nocturnes
Hallucinations (delirium tremens)
Langue : embarrassée
Rêves enfant : terreurs nocturnes
Sentiment : terreur permanente
Soif : impérieuse en crise, mais ne peut avaler l'eau qu'il ingurgite
Solitude : ne la supporte absolument pas
Sommeil enfant : terreurs nocturnes
Spasmes : nerveux, convulsifs
Sueur : continuelle
Troubles nerveux très violents
Urinaire : ne peut uriner
Visage : rouge
Vision : yeux écarquillés, modification de la taille des objets
Vomissements : bile verte
Yeux : pupilles dilatées (mydriase permanente)

Symphoricarpus
Arbousier
Chèvrefeuille d'Amérique

Aggravations : par mouvement
Améliorations : couchée sur le dos (rem. Fem.)
Bouche : goût amer
Constipation
Digestion : appétit changeant + nausées + pyrosis + vomissements + amertume bouche
Grossesse : vomissements incoercibles
Nausées : pendant les règles
Selles : constipation
Vomissements : incoercibles de la grossesse

Symphytum
Grande consoude
Herbe à la coupure

Anus : irritation
Arthrose
Calcium : fixation et répartition
Duodénum : ulcère
Épithélium : croissance ou ulcération
Estomac : ulcère gastrique
Fractures : accélère le cal osseux
Genou : hydarthrose
Os : consolidation fractures (accélération formation du cal)
Os : traumatismes sinusiens, périosités sur articulations
Ulcère duodénal
Ulcère gastrique
Yeux : traumatismes

****

Thallium aceticum
Acétate de Thallium

Alopécie : diffuse ou circonscrite
Anorexie : avec hypersalivation
Bouche : hypersalivation avec anorexie
Cheveux : chute
Conjonctivite importante
Respiration : lente + difficile
Salivation (hyper) : + anorexie
Sueur : profuse, aggravée la nuit
Yeux : conjonctivite importante

Theridion
Araignée d'Amérique Centrale

Aggravations : à la pression
Aggravations : au bruit
Aggravations : aux vibrations

Aggravations : en bateau
Aggravations : les yeux fermés
Aggravations : par coït
Aggravations : par contact
Comportement : agité + ne prend plaisir à rien + le temps passe trop vite
Comportement : intolérance exacerbée au bruit
Comportement : nerveux tuberculinique
Douleur : rate + au niveau fausses côtes + et entre vertèbres
Intolérance : exacerbée au bruit en général
Nausées : + vertiges en fermant les yeux
Rate : douleurs au niveau des fausses côtes + entre vertèbres
Sensation : bruit pénétrant le corps, surtout dans les dents
Sensation : vertiges ou nausées en fermant les yeux
Toux : à se plier en deux
Vertiges, nausées : en fermant les yeux
Yeux : vertiges et nausées en fermant les yeux

Thuya Lobbii
Thuya de Lobb

Caractère : impétueux
Caractère : sourcilleux
Caractère : violent
Fibrome
Génital : présence de fibrome
Suicide : obsessionnel
Violence

Trillium pendulum
Trillie

Céphalée : avec sensation des yeux devenus trop gros
Dents : hémorragie trop longue après extraction
Expectoration : importante + tousse + crache du sang
Fibrome : jets de sang au moindre mouvement
Hémorragie : dure trop longtemps après extraction dentaire
Règles : trop rapprochées + abondantes + longues
Sensation : désire être fortement serrée par bandage (rem. Fem.)
Sensation : dos et cuisses brisées en mille morceaux
Sensation : hanches distendues

Sensation : prolapsus
Sensation : tout paraît bleuté
Sensation : yeux trop gros + céphalée
Toux : expectoration importante + crache du sang
Utérus : fibrome avec jets de sang au moindre mouvement

****

Urtica urens
Ortie blanche

Acide urique : hyper uricémie
Aggravations : à l'air froid + humide
Aggravations : à l'eau
Aggravations : par temps neigeux
Allaitement : favorise lactation
Allaitement : sevrage - engorgement (seins durs, douloureux)
Douleur : alternée avec éruption au même endroit
Fièvre : dans crise de goutte ou avec hyperuricémie
Génital : prurit vulvaire + leucorrhée irritante + arrêt de lactation
Goutte : + fièvre
Herpès : cloques prurigineuses ou piquantes
Hyperuricémie
Hyperuricémie : avec fièvre
Kératose pilaire : cloques prurigineuses ou piquantes
Lactation : augmente
Paludisme : ancien + fièvre
Peau : cloques prurigineuses ou piquantes
Peau : kératose pilaire
Peau : œdème
Peau : teigne
Prurit : du scrotum avec gonflement
Prurit : qui brûle + qui gratte
Prurit : vulvaire + leucorrhée irritante + arrêt de lactation
Rhumatismes
Scrotum : gonfle + gratte
Sevrage allaitement (seins gonflés, douloureux)
Teigne : cloques prurigineuses ou piquantes
Urticaire

Ustilago maydis
Champignon du maïs

Chaleur bouillante dans le dos
Cheveux (femme) : perte
Comportement : homme abattu + irritable
Douleur : ovaire G
Fatigue
Génital : atonie utérine avec hémorragies (petits caillots noirs ou filaments)
Génital : gros utérus + col saigne facilement + suinte
Hypersensibilité lombaire (homme) + excitation sexuelle permanente
Jambes : spasmes + mouvements tétaniformes
Ovaire G : douleur
Peau : sèche + infectée facilement + éruptions rouge cuivré
Rêves : érotiques et pollutions nocturnes
Sensation : ressent son ovulation
Sommeil : rêves érotiques et pollutions nocturnes
Spasmes : jambes + mouvements tétaniformes
Utérus : atonie avec hémorragies (petits caillots noirs ou filaments)
Utérus : gros, col saigne facilement et suinte

****

Viburnum opulus
Viorne
Sureau des marais

Aggravations : à la nuit
Aggravations : au chaud
Améliorations : en plein air
Améliorations : quand elle a mangé (rem. Fem.)
Anorexie
Avortement : menace en début de grossesse
Coliques abdominales brusques, avec sensibilité région ombilic
Crampes : des membres et de la nuque
Crampes utérines
Digestion : coliques abdominales brusques + sensibilité région ombilic
Génital : douleurs ovariennes vers le bas + vers sacrum-pubis + devant cuisses + le matin
Grossesse (début) : menace d'avortement
Membres + nuque : crampes

Nausées
Nuque + membres : crampes
Ovaires : douleurs vers le bas + sacrum-pubis + devant cuisses (le matin)
Rectum : douloureux par selle volumineuse
Règles : en retard + douloureuses + courtes + pâles
Selles : volumineuses + douloureuses à l'anus
Utérus : crampes

Vinca minor
Petite pervenche
Herbe à la capucine

Cheveux : eczéma séborrhéique, pelade en plaques
Eczéma : fétide + cheveux agglutinés par suintement des croûtes
Eczéma : séborrhéique + pelade en plaques possible
Génital : hémorragies utérines
Hémorragies : utérines
Nez : bout du nez rouge
Peau : rouge + sensible + prurit important
Prurit : très important + peau rouge sensible
Règles : trop abondantes + affaiblissantes (surtout à la pré-ménopause)
Tête : croûtes du cuir chevelu et du visage
Utérus : hémorragies

Viola tricolor
Pensée sauvage
Herbe de la Trinité

Aggravations : à l'hiver
Aggravations : vers 11h le matin
Cheveux : croûtes dans cuir chevelu
Enfant : impétigo de la face
Génital : pertes séminales
Gorge : encombrement + expectoration + dysphagie
Impétigo : de la face, surtout chez le jeune enfant
Peau : impétigo de la face, surtout chez le jeune enfant
Pertes séminales
Sueur : profuse du visage, après avoir mangé
«Urines : très abondantes + mauvaise odeur («»pipi de chat»»)»
Visage : forte transpiration après avoir mangé

Index latin/français

Abrotanum	*Aurone mâle*
Absinthium	*Absinthe*
Actea spicata	*Actée en épis - Herbe de Saint-Christophe*
Agaricus Muscarius	*Amanite tue-mouches ou Fausse Oronge*
Agnus castus	*Gattilier - Poivrier des moines*
Agraphis Nutans	*Jacinthe des bois - Endymion*
Ailanthus glandulosa	*Ailante - Faux vernis du Japon*
Alfalfa	*Luzerne cultivée - Trèfle de Bourgogne*
Allium sativum	*Ail*
Ambra Grisea	*Ambre gris*
Ambrosia Artemisaefolia	*Ambroise à feuilles d'armoise*
Ammonium carbonicum	*Carbonate d'Ammonium*
Amphetaminum sulfuricum	*Sulfate d'Amphétamine*
Anagallis arvensis	*Mouron rouge*
Anantherum	*Vétiver - Chiendent des Indes*
Angustura	*Angusture d'Amérique du Sud*
Antimonium sulfur aureum	*Soufre doré d'Antimoine*
Apocynum cannabinum	*Chanvre du Canada*
Aralia racemosa	*Aralie à grappes*
Aristolochia clematis	*Aristoloche*
Arsenicum iodatum	*Iodure d'Arsenic*
Artémisia vulgaris	*Armoise*
Arum triphyllum	*Navet indien*
Arundo donax	*Canne de Provence*
Asarum europaeum	*Asaret*
Asterias rubens	*Etoile de mer*
Aurum muriaticum kalinatum	*Chlorure d'Or et de Potassium*

Aurum muriaticum natronatum	*Chlorure d'Or et de Sodium*
Avena sativa	*Avoine*
Badiaga	*Eponge d'eau douce*
Bellis perennis	*Pâquerette*
Benzoïc acid	*Acide benzoïque*
Berberis aquifolium	*Mahonia d'Amérique du Nord*
Bismuthum	*Bismuth*
Borax	*Borate de Sodium*
Bovista	*Vesse de loup*
Bromium	*Brome*
Cactus grandiflorus	*Cactus à grandes fleurs*
Cajuputum	*Cajeput (Huile Essentielle)*
Caladium seguinum	*Dieffenbacchia*
Calcarea carbonica	*Carbonate de Calcium*
Calcarea hypophosphatica	*Hypophosphite de Calcium*
Capsicum	*Piment*
Carbolic acid	*Acide phénique*
Carboneum sulfuratum	*Sulfure de Carbone*
Carduus marianus	*Chardon Marie*
Caulophyllum	*Cohosh bleu d'Amérique du Nord*
Ceanothus americanus	*Céanote américaine - Thé de Jersey*
Cedron	*Cedron*
Cenchris contortrix	*Serpent à tête cuivrée du Mexique*
Cereus serpentinus	*Cactus serpentum*
Chloralum	*Chloral*
Chlorum	*Chlore*
Cimex lectularius	*Punaise des lits*
Cinnabaris	*Cinnabre - Sulfur rouge de Mercure*
Cinnamomum	*Cannelle de Ceylan*
Cistus canadensis	*Ciste du Canada - Herbe à la glace*
Clematis erecta	*Clématite droite - Flamme de Jupiter*
Cobaltum	*Cobalt*
Cocculus indicus	*Coque du Levant des Indes*
Comocladia	*Guao*
Conchiolinum	*Nacre*
Coriaria Myrtifolia	*Corroyère - Herbe aux tanneurs*
Crocus sativus	*Safran*
Crotalus cascavella	*Crotale à tête de chien*

Cubeba *Cubèbe des Indes*
Cupressus lawsoniana *Cyprès de Lawson d'Amérique*
Cuprum metal *Cuivre*
Cyclamen *Cyclamen*
Cypripedium *Sabot de Vénus*

Damiana *Turnère d'Amérique tropicale*
Dermatophagoïdes pteronyssimus *Mite*
Dolichos pruriens *Poil à gratter des Indes*
Doryphora *Doryphore d'Amérique du Nord*
Drosera *Rossolis - Herbe à la rosée*
Drymis *Magellan ou Winter d'Amérique (écorce)*

Echinacea *Echinacée d'Amérique du Nord*
Equisetum *Prêle*
Erigeron *Erigéron - Queue de renard d'Amérique du Nord*
Ethyl sulfur dichloratum *Ypérite*
Eugenia jambosa *Jambosier - Prune de Malabar (Indes)*
Eupatorium purpureum *Eupatoire - Herbe à la gravelle d'Amérique*
Euphorbia resinifera *Euphorbe (résine)*

Fagopyrum *Sarrasin - Blé noir d'Asie*
Fluoric acid *Acide fluorhydrique*
Fraxinus americanus *Frêne blanc d'Amérique du Nord*
Fucus vesiculosus *Varech vésiculeux*
Fumaria *Fumeterre*

Gambogia *Gomme - Gutte*
Glycerinum *Glycérine*
Glycyrrhiza *Réglisse*
Gossypium *Cotonnier d'Orient*
Gratiola *Gratiole*
Grindelia *Grindélia*
Guaiacum *Bois de Gaïac (résine balsamique d'Amérique centrale)*
Guarea *Gouaré - Mélia d'Amérique du Sud*

Harpagophytum *Griffe du diable*

Hedeoma	*Hédéoma d'Amérique du Nord*
Hekla lava	*Lave du Mont Hekla*
Helianthus	*Tournesol - Grand soleil*
Heloderma	*Lézard gila venimeux (Mexique et Arizona)*
Hematoxylon	*Bois de Campèche*
Hura brasiliensis	*Sablier élastique du Brésil - Arbre du diable*
Hydrocotyle asiatica	*Hydrocotyle - Herbe aux tigres (Asie)*
Hyoscyamus	*Jusquiame*
Hypericum perforatum	*Millepertuis*
Iberis amara	*Ibéris amère ou Thlaspi blanc*
Iris minor ou Iris tenax	*Iris tenax d'Amérique du Nord*
Jalapa	*Jalap tubéreux - Méchoacan noir du Mexique*
Kali bichromicum	*Bichromate de Potassium*
Kali carbonicum	*Carbonate de Potassium*
Kalmia latifolia	*Laurier des montagnes (Amérique du Nord)*
Kreosotum	*Créosote de hêtre*
Lac caninum	*Lait de chienne*
Lachnantes	*Narcisse rouge d'Amérique (racine)*
Lathyrus	*Pois chiche*
Laurocesarus	*Laurier cerise*
Ledum palustre	*Lédon des marais - Romarin sauvage*
Lemna minor	*Lentille d'eau*
Leptandra	*Véronique de Virginie*
Lespedeza capitata	*Lespédéza*
Lithium carbonicum	*Carbonate de Lithium*
Manganum	*Manganèse*
Melilotus	*Mélilot - Trèfle de cheval*
Menyanthes	*Ménianthe - Trèfle d'eau*
Mephitus putorius	*Putois : secrétion des glandes anales*
Mercurius biiodatus	*Biiodure de Mercure*
Mercurius protoiodatus	*Protoïodure de Mercure*

Mezereum	*Bois gentil - Faux garou*
Mica	*Mica*
Millefolium	*Millefeuille - Herbe à la coupure*
Momordica balsamina	*Concombre des Indes - Pomme de merveille*
Mucor mucedo	*Mycelium*
Murex purpurea	*Pourpre - Escargot de mer*
Muriatic acid	*Acide chlorhydrique*
Myrica cerifera	*Cirier - Arbre à suif ou à cire*
Niccolum	*Nickel*
Nux Moschata	*Graine du Myristica - Noix des Moluques (Tropiques)*
Nycterinia	*Belle de nuit*
Ocimum canum	*Basilic blanchâtre d'Amérique du Nord*
Oleander	*Laurier rose*
Origanum	*Marjolaine*
Paeonia	*Pivoine*
Palladium	*Palladium*
Parathyroïdinum	*Hormone parathyroïdienne*
Pareira brava	*Chondrodendron tomentosum - Herbe Notre-Dame*
Penthorum	*Penthore saxifragée (plante exotique)*
Petroselinum	*Persil - Ache*
Phenobarbital	*Gardénal*
Physostigma	*Fève de Calabar*
Picric acid	*Acide picrique*
Platina	*Platine*
Polygonum aviculaire	*Renouée des oiseaux*
Populus nigra	*Peuplier noir*
Populus tremuloïdes	*Peulier tremble*
Pothos foetida	*Ellébore fétide*
Primula obconica	*Primerose - Primevère d'Amérique*
Pulsatilla	*Anémone pulsatille*
Rhododendron	*Rhododendron - Rose de Sibérie*
Rhus aromatica	*Sumac odorant (Amérique du Nord)*
Rhus venenata	*Vernis de Chine - Ailante*

Ricinus	*Ricin - Palma Christi (Orient)*
Robinia	*Robinier - Faux acacia*
Rumex crispus	*Patience sauvage*
Ruta graveolens	*Rue fétide commune*
Sabadilla	*Cévadille*
Sabal serrulata	*Palmier d'Amérique*
Sabina	*Genévrier sabine (Alpes - Pyrénées)*
Salvia officinalis	*Grande sauge - Herbe sacrée*
Sarsaparilla	*Salsepareille*
Scrofularia	*Scrofulaire noueuse - Herbe aux écrouelles*
Scutellaria	*Scutellaire*
Selenium	*Sélénium*
Senecio	*Seneçon*
Senega	*Polygala ou Polygale*
Senna	*Cassier - Séné d'Alexandrie*
Silicea	*Silice*
Solanum nigrum	*Morelle noire - Raisin de loup*
Spirea ulmaria	*Reine des prés - Vignette*
Staphysagria	*Dauphinelle - Herbe aux poux*
Stellaria media	*Mouron des oiseaux - Mouron blanc*
Sticta pulmonaria	*Lichen pulmonaire - Hépatique des bois*
Stramonium	*Datura - Herbe aux sorciers*
Symphoricarpus	*Arbousier-Chèvrefeuille d'Amérique*
Symphytum	*Grande consoude - Herbe à la coupure*
Thallium aceticum	*Acétate de Thallium*
Theridion	*Araignée d'Amérique Centrale*
Thuya Lobbii	*Thuya de Lobb*
Trillium pendulum	*Trillie*
Urtica urens	*Ortie blanche*
Ustilago maydis	*Champignon du maïs*
Viburnum opulus	*Viorne - Sureau des marais*
Vinca minor	*Petite pervenche - Herbe à la capucine*
Viola tricolor	*Pensée sauvage - Herbe de la Trinité*

Seuls les fournisseurs suisses échappent à la législation européenne et donc, peuvent encore fournir des produits homéopathiques de qualité authentique.

Voici quelques adresses :

Pharmacie HOMBERGER
10 rue de Bourg du Four
– 1204 Genève – Suisse
Tél. 0041 / 22 310 45 33

Laboratoire SCHMIDT NAGEL
27 rue du Pré-Bouvier
– 1217 MEYRIN – Suisse
Tél. 0041 / 22 772 01 21
Fax 0041 / 22 772 01 24

Nota : Aucun laboratoire français marginal ne peut être cité, en raison de certains monopoles terroristes qui se sont installés en France dans le domaine médical, y compris homéopathique.

Achevé d'imprimer en août 2006
sur les presses de la Nouvelle Imprimerie Laballery
58500 Clamecy
Dépôt légal : août 2006
Numéro d'impression : 607095

Imprimé en France